DE LA MÉTHODE

A SUIVRE

DANS L'ÉTUDE ET L'ENSEIGNEMENT

DE LA CLINIQUE

VITALISME ET ORGANICISME

PAR

LE Dr A. D. VALETTE

Professeur de clinique chirurgicale à l'École de médecine de Lyon,
Ex-chirurgien en chef de l'hospice de la Charité de la même ville,
Membre correspondant de la Société de chirurgie de Paris,
Lauréat et membre correspondant de l'Académie chirurgicale de Madrid, etc., etc.

PARIS
ADRIEN DELAHAYE, LIBRAIRE-ÉDITEUR
PLACE DE L'ÉCOLE DE MÉDECINE
1864

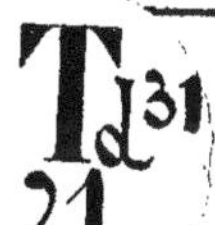

DE LA MÉTHODE

A SUIVRE

DANS L'ÉTUDE ET L'ENSEIGNEMENT

DE LA CLINIQUE

PUBLICATIONS DU MÊME AUTEUR

Note sur un cas curieux de vice de conformation du cœur, consistant dans l'existence d'une seule oreillette et d'un seul ventricule. (*Gazette médicale de Paris*, 1845.)

Des tumeurs fongueuses de la dure-mère et des os du crâne. (Paris, 1846.)

Du traitement des plaies par armes à feu. (*Gazette médicale de Lyon*, 1849.)

Lettre sur le traitement des varices et des anévrysmes au moyen des injections de perchlorure de fer. (*Bulletin de thérapeutique*, 1853.)

De la cure radicale des hernies inguinales, et d'un nouveau moyen de l'obtenir. (Mémoire couronné par l'Académie chirurgicale de Madrid. Paris et Lyon, 1854.)

De l'influence de la philosophie sur la marche et les progrès de la chirurgie. (Lyon, 1855.)

Lettre sur une nouvelle méthode de pansement des grandes plaies. (*Gazette hebdomadaire*. Paris, 1856.)

De la taille hypogastrique pratiquée au moyen de la cautérisation. (Paris et Lyon, 1858.)

Du diagnostic chirurgical. (Lyon, 1860.)

De la grossesse considérée comme contre-indication des grandes opérations. (Lyon, 1864.)

Paris. — Imprimerie de E. Martinet, rue Mignon, 2.

DE LA MÉTHODE

A SUIVRE

DANS L'ÉTUDE ET L'ENSEIGNEMENT

DE LA CLINIQUE

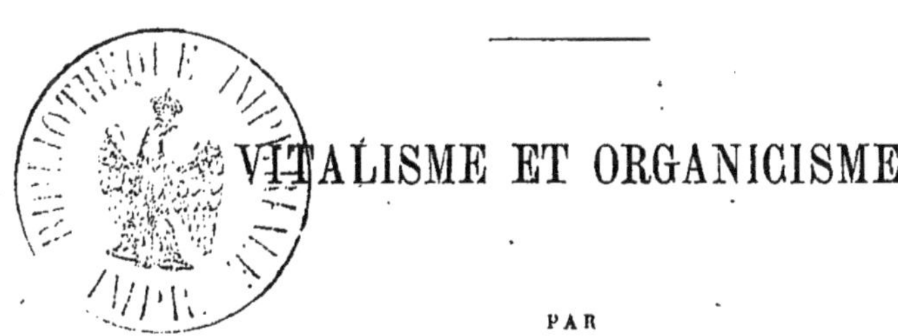

VITALISME ET ORGANICISME

PAR

LE Dr A. D. VALETTE

Professeur de clinique chirurgicale à l'École de médecine de Lyon,
Ex-chirurgien en chef de l'hospice de la Charité de la même ville,
Membre correspondant de la Société de chirurgie de Paris,
Lauréat et membre correspondant de l'Académie chirurgicale de Madrid, etc., etc.

PARIS

ADRIEN DELAHAYE, LIBRAIRE-ÉDITEUR

PLACE DE L'ÉCOLE DE MÉDECINE

1864

AVERTISSEMENT

Chaque année, j'ai l'habitude de consacrer ma première leçon de clinique à l'étude d'une question générale, qui me fournit l'occasion d'exposer les principes qui dirigent ma pratique et inspirent mon enseignement. Cette manière de procéder m'a conduit à faire l'examen des deux grandes doctrines qui se partagent le monde médical. J'ai envisagé la question en me plaçant surtout au point de vue de la pathologie chirurgicale.

Celle-ci fournit des faits, des arguments que l'on a jusqu'ici négligé de produire, et qui précisément sont de nature à jeter sur la discussion une lumière inattendue. Quelques-uns de mes auditeurs, trop bienveillants peut-être, ont pensé que ces leçons présentaient, à cause de cela, un certain intérêt, et m'ont engagé à les publier.

Puisse le lecteur partager leur opinion !

A. V.

Septembre 1864.

DE LA MÉTHODE

A SUIVRE

DANS L'ÉTUDE ET L'ENSEIGNEMENT

DE LA CLINIQUE

MESSIEURS,

Chaque professeur a un but spécial à poursuivre, chaque cours a un objet déterminé. Le programme que j'ai à remplir est nettement tracé. Chargé de diriger le traitement d'un certain nombre de malades atteints d'affections dites chirurgicales, j'ai pour mission de vous apprendre à reconnaître ces maladies, à étudier avec vous leur marche, à vous exposer enfin les moyens que l'art met à notre disposition pour atteindre le but vers lequel doivent, en définitive, converger tous nos efforts : je veux dire le soulagement et la guérison des infortunés qui viennent réclamer nos soins. Je pourrais donc entrer immédiatement en matière, et procéder dès aujourd'hui à l'examen des sujets qui sont couchés dans nos salles ; mais il m'a paru convenable de vous exposer auparavant les principes qui dirigent ma pratique et inspirent mon enseignement, et de vous indiquer l'esprit qu'il faut apporter à l'étude de la clinique, pour que cette étude vous soit aussi profitable que possible.

La clinique, vous le savez, est la pathologie au lit du malade, c'est l'étude immédiate des maladies; c'est, en d'autres termes, l'art lui-même en action. Elle comprend toutes les branches de la médecine, dont elle nous révèle les applications et l'utilité. Il faut donc vous attendre à trouver dans les cours de clinique les mêmes divergences sur la manière d'envisager les choses que dans les autres cours relatifs aux connaissances médicales. Je sais bien que vous entendrez répéter partout que l'on doit aborder le lit du malade sans idées préconçues, sans autre préoccupation que celle d'étudier la nature, de bien interroger les faits, sauf ensuite à tirer les conséquences qui découlent légitimement d'une consciencieuse observation. Sans aucun doute, ceci est fort juste; tout le monde est d'accord sur le principe, et vous trouverez la fameuse devise : *Ars medica est tota in observationibus*, inscrite au fronton de toutes les écoles. Mais si le principe est accepté par tous comme point de départ, il est bien évident que les uns ou les autres n'y restent pas fidèles, puisque des dissidences existent. Il ne suffit donc pas de dire qu'il faut observer, il faut, avant tout, examiner les conditions à remplir pour une bonne observation.

Que signifient ces mots, observer un malade? Evidemment, cela veut dire voir, étudier tous les phénomènes présentés par le sujet de l'observation. Remarquez bien qu'il n'est pas encore question de raisonner sur ce qu'on a vu, de tirer des conséquences : je ne vais pas jusque-là, je me demande seulement où et sur quoi doit porter l'observation. La réponse vous paraît si simple, que vous ne devinez pas sans doute le motif de l'insistance que j'apporte à bien préciser la question. Hélas! tel est l'aveuglement de certains esprits, que déjà, sans que vous vous en doutiez, nous sommes transportés sur le terrain des doctrines belligérantes. En effet, observer un malade, c'est étudier tous les phénomènes qui se passent dans son organisme; or, ces phénomènes, ces symptômes seront nécessairement fonctionnels et organiques. Ainsi, par exemple, un malade reçoit un coup sur l'œil, ou, sous l'influence d'une cause quelconque, une maladie des yeux se déclare; chargés de relever l'observation, vous aurez évidemment à noter des symptômes fonctionnels et des symptômes organiques. La vue est plus ou moins troublée, le malade aperçoit des étincelles, des cercles lumineux, des mouches noires; ou il ne voit les objets qu'à travers un nuage plus ou moins épais; il existe une photophobie plus ou moins prononcée; des douleurs d'une intensité variable se font sentir dans l'organe affecté, etc., etc. Vous observerez et vous noterez tout cela. Mais considérerez-vous votre tâche comme terminée? Non, à coup sûr. Vous aurez encore à étudier les symptômes organiques, ou en d'autres termes, les altérations organiques. Les lésions que peuvent présenter la conjonctive, la cornée, l'iris, le cristallin, les milieux transparents de l'œil, seront étudiées avec tous les moyens d'investigation que l'art met à votre disposition. Tout cela vous paraît si simple, que vous ne comprenez peut-être pas encore pourquoi j'insiste autant sur une question que le bon sens tranche bien vite. Hé bien, c'est qu'il existe une école qui affecte un dédain inexplicable pour les symptômes organiques. La lésion organique, la matière, perdre son temps à la contempler, ne lui paraît pas digne d'elle! Les fonctions, les troubles fonctionnels ont seuls le privilége de fixer son attention. Que dis-je! c'est vers de plus hautes régions que les médecins de cette école veulent s'élancer; car les symptômes fonctionnels sont bien vite eux-mêmes perdus de vue! En effet, l'étude raisonnée des symptômes fonctionnels, cette étude faite simplement, avec bonne foi, sans autre préoccupation que celle de découvrir la vérité, bien loin d'exclure l'étude des altérations organiques, y ramènerait forcément l'observateur. Que sont, en effet, les fonctions, sinon des attributs, des manifestations, des organes en action. Si l'on voulait considérer ces manifestations, indépendamment de l'être qui les possède, on cesserait d'observer, on créerait des abstractions. Aussi voit-on les médecins qui ont la prétention de ne vouloir observer que le symptôme fonctionnel, être entraînés malgré eux à perdre de vue la fonction elle-même. Ils laissent la proie pour courir après l'ombre; et cette ombre, c'est la force elle-même qui, suivant eux, tient la fonction sous sa dépendance. Ouvrez leurs livres, et vous verrez qu'ils oublient bien vite d'étudier les organes vivants, et qu'ils s'endorment dans des méditations stériles sur la vie, ou s'épuisent dans leurs réflexions sur les propriétés, les forces considérées indépendamment des organes. Le problème vous paraissait, il n'y a qu'un instant, très-simple à résoudre; ce que je viens de dire suffit pour vous faire entrevoir qu'il peut en être autrement. Les études cliniques vous offriront en outre bien d'autres difficultés; la fréquentation de nos salles d'hôpital, bien qu'elle ne remonte pas loin pour la plupart d'entre vous, vous a déjà permis d'entrevoir la somme d'étude, de pratique et d'expérience qu'il faut au médecin pour arriver à la hauteur de la mission qu'il accomplit. Il importe, précisément à cause de ces difficultés, de ne pas aborder une étude aussi complexe sans une méthode qui puisse vous guider, autrement vous courriez le risque de vous consumer en efforts stériles. On l'a dit avec raison, les méthodes sont nécessaires; elles sont dans les sciences ce que les machines sont en industrie ; elles suppléent à la force et elles économisent le temps. Vous savez d'ailleurs ce qu'il faut entendre par ce mot *méthode*. On donne ce nom en logique aux procédés dont on se sert pour arriver à la connaissance des faits scientifiques. Ce serait un hors-d'œuvre que de discuter l'importance d'une bonne méthode ; aussi je crois faire une chose utile en vous exposant les principes qui devront, à mon avis, vous servir de guide.

Les médecins, vous le savez, ne marchent pas tous sous la même bannière doctrinale. L'histoire de notre science montre qu'au point de vue théorique, la médecine a presque toujours offert l'image d'une république livrée à plusieurs factions rivales, dominant tour à tour, sans jamais régner entièrement. Je m'empresse d'ajouter que l'histoire des autres sciences offre le même spectacle, et je ne sais trop pourquoi on a plus particulièrement reproché aux médecins ces dissidences. Malgré tout, la médecine, comme les autres sciences, marche et progresse : elle avance comme le vaisseau, en dépit des vents contraires et des vagues qui le battent dans tous les sens. Quoi qu'il en soit, deux doctrines principales se partagent encore le monde médical : l'une que j'appellerai métaphysique, l'autre que l'on peut appeler expérimentale. Toutes deux prennent leur point de départ dans l'observation.

La première observant, en effet, mais s'élevant rapidement à des conceptions métaphysiques, à la conception de forces, dont elle déduit les lois qui régissent l'organisme humain.

La seconde, faisant porter l'observation sur un nombre beaucoup plus considérable de faits, les analysant, les comparant, et ne se livrant qu'avec réserve à des généralisations qu'elle craint de faire prématurées.

En d'autres termes, nous trouvons en présence deux systèmes, et j'ajoute qu'ils l'étaient déjà dès les premiers âges du monde. Dans l'un, on suppose la matière inerte et passive obéissant à des forces susceptibles de la mettre en œuvre.

Dans l'autre, on soutient que la matière est douée de propriétés inhérentes, dont la manifestation suffit à tout.

Les partisans des forces, c'est-à-dire les vitalistes, personnifient la cause inconnue des phénomènes vitaux sous le nom de principe vital.

Les autres, c'est-à-dire les organiciens, croient inutile, et surtout regardent comme dangereux, d'admettre un principe, un être distinct du corps organisé; et au lieu de dire que ce principe produit tel ou tel phénomène, ils soutiennent que ces phénomènes se passent dans les corps organisés en vertu de lois qui leur sont propres, et à la connaissance desquelles on ne pourra arriver qu'en suivant la marche qui a conduit dans les sciences physiques à la découverte de certaines lois qui régissent le monde matériel. Remarquez bien que les organiciens, pas plus que les autres, ne songent à soutenir qu'il n'y a en jeu dans l'être vivant que les forces physiques et chimiques ; mais ils soutiennent qu'expliquer la vie par un principe vital, c'est ne rien expliquer du tout. Si les vitalistes entendent dire par là qu'il existe dans les corps organisés une substance qui ne se trouve pas dans les corps inorganiques, on peut leur demander sur quoi ils fondent une telle assurance. Tant qu'ils n'auront point isolé, saisi ce principe, on est en droit de le reléguer, comme le fluide magnétique par exemple, parmi les hypothèses qui servent de jouet aux sciences durant leur enfance. Certes, la vie nous pose des problèmes que nous sommes encore impuissants à résoudre ; mais pour y parvenir, si toutefois on y parvient jamais complétement, il faut s'astreindre à la méthode ordinaire des sciences, envisager les phénomènes vitaux comme des phénomènes distincts, et tâcher d'en découvrir les lois.

Les conséquences qui découlent de ces doctrines sont considérables. En effet, si les phénomènes vitaux dépendent de forces particulières qui s'emparent des matériaux dont se compose le corps humain pour les forcer à se combiner, à s'associer ici de telle façon, là de telle autre, il en résulte logiquement que la considération des organes en eux-mêmes est de peu d'importance, et que l'on peut se borner à l'étude des forces, seules douées du principe d'activité. Aussi les vitalistes considèrent-ils les maladies comme des suites ou des conséquences des affections du principe vital; en d'autres termes, suivant eux, les maladies dépendent de l'affection de la cause inconnue des phénomènes de la vie. Que trouve-t-on en effet dans les écrits des médecins de cette école? Des divagations interminables sur la vie, les forces, la vitalité, les propriétés vitales; entités que le médecin ne saurait atteindre, et dont l'action incessante, luttant contre la maladie, conduirait à des crises se déclarant à jours fixes.

Les organiciens ne reconnaissent dans le corps humain (*médicalement et pathologiquement considéré, que ceci reste bien établi*) que des organes et des fonctions. Les fonctions ne sont que des effets, ce sont les organes en exercice. Quand les organes se trouvent dans certaines conditions de forme, de volume, de consistance, de texture; quand, en un mot, ils se trouvent dans un état normal, ils exercent des fonctions normales : on a l'état de santé. Quand, au contraire, ils se trouvent dans certaines autres conditions de forme, de volume, de consistance, de texture, etc., ils sont dans un état anormal, et ils exercent des fonctions anormales : on a alors l'état de maladie. Mais les organes peuvent être malades de bien des manières, et il ne faudrait pas conclure de l'ignorance où nous sommes encore, touchant le siége de bien des maladies, que ces propositions ne sont pas exactes ; car, vous le verrez, tous les jours les limites de la science sur ce point sont reculées.

Vous ne saisissez peut-être pas encore l'importance de ces débats, touchant la préexistence de l'organisation sur les propriétés vitales, ou des propriétés vitales sur l'organisation ; mais cette importance vous apparaîtra tout à l'heure dans tout son jour. En attendant, un exemple vous fera voir la différence profonde qui existe au point de vue pratique entre les deux doctrines. Un malade bien portant jusque-là présente des troubles de la fonction visuelle. La vue baisse de plus en plus, et enfin, quoique au premier aspect les yeux paraissent en bon état, le malade devient complétement aveugle. Si vous supposez qu'un médecin de l'école vitaliste et un médecin de l'école organicienne soient appelés à le visiter, ils procéderont inévitablement l'un et l'autre de la manière suivante : je suppose, bien entendu, qu'ils restent au lit du malade conséquents avec leurs principes. Le premier, se contentant d'un examen superficiel de l'organe malade, va immédiatement rechercher dans l'état général la raison du phénomène ; il demande à l'étiologie, aux commémoratifs, les preuves de l'existence d'un principe général morbide, qu'il a toujours l'idée de découvrir. Cette pente est glissante ; aussi se laisse-t-il aller souvent avec trop de facilité à admettre des amauroses scro-

fuleuses, syphilitiques, rhumatismales, hémorrhoïdaires, etc., etc.; peu difficile sur les preuves de l'existence d'un vice général constitutionnel, qu'il suppose toujours exister, il saisit avec empressement le moindre symptôme qui vient fortifier des convictions formées d'avance, et sa thérapeutique est bien vite instituée. Son rôle, en effet, consiste à venir en aide à la force médicatrice, à agir sur cette force qui tend du reste elle-même à débarrasser l'organisme de ces vices généraux, et, sans aller plus loin, il administrera les antiscrofuleux, les antirhumatismaux, etc., etc. Je ne fais pas ici une supposition gratuite. Ainsi, par exemple, à la page 9 du *Traité philosophique et clinique* de Rognetta, vous pourrez lire : « Dans les affections amaurotiques, des condi-
» tions différentes peuvent se présenter. Le plus
» souvent, le mal est dynamique; mais, tantôt sa
» condition est de nature d'excitation, tantôt, au
» contraire, de nature asthénique. . . . . .
» . . . .

» Ces causes n'agissent pas sur l'œil seulement,
» elles opèrent sur toute l'économie. La condition
» morbide qu'elles créent, est, comme la précédente,
» toute fonctionnelle ou vitale, et elle consiste dans
» un défaut de stimulus. » A la page précédente, l'auteur s'explique sur ce qu'il appelle affection dynamique : « Toute maladie dans laquelle il n'y a que
» simple lésion des forces vitales, exaltation, fai-

» blesse, perversion, altération en un mot du rhythme » normal des fonctions de l'œil, sans lésion de struc- » ture, nous l'appelons *dynamique*, c'est-à-dire » inhérente aux forces vitales des tissus. » A la page 30 de son livre, Rognetta résume ses idées sur la thérapeutique des affections de l'œil; les lignes qui suivent suffisent pour achever de justifier ce que j'ai dit plus haut : « Il résulte de tout ce qui précède : » 1° qu'un des points essentiels dans le diagnostic des » affections de l'œil, comme de celles des autres » organes, est la détermination de la condition pa- » thologique. Cette condition est dynamique le plus » souvent. »

Le chirurgien organicien appelé à voir le même malade étudie d'abord chaque partie constitutive de l'œil, ses milieux et ses membranes. Sachant combien les sens seuls sont insuffisants, il renforce sa vue à l'aide de la lumière artificielle, de la loupe de l'ophthalmoscope. Ces recherches, souvent fort pénibles et toujours délicates, l'amènent à reconnaître chez ce malade, réputé amaurotique, tantôt une kératite ponctuée, si fine, qu'elle n'est visible qu'à l'éclairage oblique; tantôt une cataracte commençante; quelquefois un trouble des milieux transparents de l'œil, un synchysis étincelant, ou bien une choroïdite qui peut être congestive, ou plastique, ou œdémateuse, etc., etc. Chaque forme morbide, l'expérience l'a démontré, réclame des moyens spéciaux de traitement. Direz-vous que ces recherches ont été stériles? On n'oserait le soutenir aujourd'hui. On ne saurait nier, par exemple, qu'il est utile de savoir que la maladie de Bright peut déterminer l'amaurose, et que dans ce cas l'amaurose ne dépend pas des modifications de la rétine, mais d'une intoxication urémique. Est-il utile, par exemple, de savoir que certaines intoxications, notamment celle du plomb, du tabac, peuvent amener l'amaurose? Et les recherches locales, c'est-à-dire le résultat obtenu par l'examen ophthalmoscopique, ne viennent-elles pas éclairer le diagnostic?

Le chirurgien organicien bornera-t-il ses investigations à l'examen de l'œil? Évidemment non. S'il ne trouve pas dans l'organe des lésions qui lui rendent compte de la cécité, il poursuivra ses recherches, il dirigera son attention sur les centres nerveux ; il demandera aux commémoratifs, à l'enchaînement des phénomènes, les lumières qui peuvent le guider ; il ne sera satisfait, en un mot, et il ne s'arrêtera que lorsqu'il possédera les éléments d'un diagnostic précis et rigoureux, parce qu'il sait que ce n'est que sur cette base qu'il peut instituer une thérapeutique véritablement efficace.

Ces deux manières d'envisager les choses conduisent, vous le comprendrez mieux tout à l'heure, à des conséquences pratiques bien différentes. Je vous le dis dès à présent, sauf à vous le démontrer, deux routes s'ouvrent devant vous. Il n'est pas indifférent de s'engager dans l'une ou dans l'autre. Du choix que vous ferez dépend votre avenir, et j'ajoute le salut des malades qui vous seront un jour confiés : la question mérite donc d'être sérieusement examinée. J'entreprends cette tâche d'autant plus volontiers que je me demande où vous pourriez trouver cette question nettement posée et exposée d'une manière assez simple, j'allai dire assez élémentaire, pour que vous puissiez l'étudier avec fruit. Ce ne sont certes pas les traités de pathologie générale qui manquent, et vous aurez à les lire et à les méditer. Mais dans quelques-uns de ces ouvrages, celui de Chomel par exemple, pour prendre le plus classique, vous trouverez une exposition très-bien faite et très-utile, sans doute, de prolégomènes, de généralités, mais l'étude des principes fondamentaux de la médecine n'y est nullement abordée. Ces questions sont étudiées dans d'autres livres, il est vrai, mais je doute que vous puissiez les consulter avec fruit, au début de vos études; car leur lecture suppose des connaissances que vous n'avez pas encore. Ballotté entre des opinions contraires, exposées avec un talent séduisant, quelquefois même avec une habileté dangereuse, de quel côté ira votre esprit? Mais ici se présente une objection au-devant de laquelle je dois aller. Si ces questions de principe sont envisagées et résolues d'une manière si différente par les maîtres de la science, quel sera le critérium qui vous permettra de juger que la voie que je vous indique est la bonne? A cela je répondrai : Jusqu'à présent les auteurs qui se sont occupés de ces questions, se sont placés à un point de vue exclusivement médical. Or, la pathologie chirurgicale fournit, vous en jugerez tout à l'heure, pour la solution du problème, des lumières inattendues. J'ai donc à produire des arguments nouveaux. J'ai à produire, passez-moi la comparaison, de nouvelles pièces dans ce procès qui s'instruit depuis si longtemps. Cette raison suffirait à justifier ma tentative, s'il en était besoin. Mais n'ai-je pas un devoir à remplir, et si grandes que soient les difficultés qui m'attendent, puisque je suis chargé de vous initier à l'étude de la clinique, puis-je faire mieux que de vous indiquer en commençant la méthode, qui, à mon avis, guidera avec sécurité vos premiers pas, qui donnera à vos recherches une direction et à vos travaux un résultat.

Une science, quel que soit son objet, demande, pour être constituée, des conditions qui sont communes à toutes les autres. Quel que soit le genre de phénomènes auxquels les sciences se rapportent, elles ont toutes le même but : ramener ces phénomènes à leurs causes prochaines, c'est-à-dire les rattacher à leurs conditions immédiates d'existence. La méthode, ou les principes scientifiques sont les mêmes ou doivent être les mêmes pour la médecine, qui est la science des maladies. Hé bien, oublions pour un instant que nous nous occupons de médecine, que nous avons en vue la science des maladies; cherchons simplement à déterminer quelles sont les conditions à remplir pour constituer une science, quel que soit d'ailleurs son objet; en d'autres termes, embrassons dans une large synthèse la marche de la science à travers les siècles, et dans ses rapports avec les lois immuables de l'esprit humain. Ici ma tâche sera facile, car elle se bornera à vous exposer sommairement les idées d'un savant illustre.

Dans sa belle classification des connaissances humaines, Ampère a démontré que, quel que soit l'objet de ses études, l'homme considère ces objets sous quatre points de vue successifs, et que toutes les sciences, bien que différant entre elles, n'en présentent pas moins un rapport général comme provenant toutes de l'emploi d'un même instrument, l'esprit humain. Or, ces quatre points de vue successifs sont les suivants :

1° La simple observation des phénomènes, d'après la manière dont ils frappent les sens.

2° L'analyse de ces phénomènes.

3° Leur comparaison, leur classification, les lois des faits.

4° La théorie ou la raison de leur existence.

Ainsi, par exemple en astronomie, on a commencé

par l'étude des apparences célestes; bien des astronomes y ont travaillé, mais le résumé de ces travaux constitue ce que l'on est convenu d'appeler le système de Ptolémée.

Plus tard, on a analysé ces apparences, on en a déduit les mouvements réels. C'est le système de Copernic.

Plus tard encore, Keppler a posé les lois géométriques de ces mouvements : lois de Keppler. Exemples :

1re loi. Les planètes décrivent des ellipses dont le soleil occupe un des foyers.

2e loi. Le rayon vecteur, c'est-à-dire la ligne variable qui joint le soleil à la planète, engendre dans sa rotation des surfaces égales en des temps égaux.

3e loi. Les carrés des temps des révolutions sont entre eux comme les cubes des grands axes des orbites.

Enfin, quoique ces trois lois contiennent implicitement celle de l'attraction universelle, ce n'est que plus tard que Newton trouva la théorie, c'est-à-dire tira de ces lois la formule de la gravité. Tous les corps s'attirent en raison directe de leurs masses et en raison inverse du carré des distances. Les résultats auxquels sont arrivés les astronomes excitent avec raison l'admiration, mais ce n'est pas du premier coup que cette science a été faite; et quand il est de mode de reprocher à la médecine les hésitations de sa marche, il n'est pas hors de propos de faire remarquer que si Hippocrate, revenant parmi nous, aurait lieu d'être étonné, Ptolémée, Aristote ne le seraient pas moins en apprenant que la terre n'est plus le centre du monde, et que les sphères de cristal auxquelles, de leur temps, on attachait les corps célestes, sont brisées.

L'étude du globe terrestre a été faite aussi sous ces quatre points de vue successifs.

Ainsi : 1° La simple observation des phénomènes d'après la manière dont ils frappent nos sens, en d'autres termes l'étude de la conformation extérieure, c'est l'objet de la géographie.

2° L'analyse des éléments qui composent le globe terrestre, c'est l'objet de la minéralogie.

3° L'étude des lois de leur situation respective, ou géognosie.

4° La géologie, qui poursuit comme but la connaissance de la théorie de la terre.

Rapprochons-nous de la médecine. Voyons, par exemple, la zoologie.

On a étudié d'abord les caractères extérieurs des animaux. Vous voyez toujours apparaître en premier lieu la simple observation des phénomènes, d'après la manière dont ils frappent nos sens.

Cuvier et Geoffroy Saint-Hilaire ont fait l'analyse anatomique, l'analyse des phénomènes en d'autres termes. Ils ont fait plus, leurs travaux ont conduit à la connaissance des lois de l'organisation comparée. Le premier a formulé la loi dite des conditions d'existence chez les animaux, et nous a ainsi initiés aux mystères d'un monde tout nouveau pour nous. Le second a formulé la loi de l'unité de composition organique dans la série des êtres animés. On en est là, et aujourd'hui la science tend à s'élever à la théorie de l'organisation.

Revenons maintenant à la médecine. Si cette science était faite, constituée comme on dit, elle aurait nécessairement passé par les mêmes phases. Voyons s'il en a été ainsi, ou bien si, en voulant se soustraire à cette marche, en suivant une méthode différente, on a réalisé de véritables progrès. Les quatre points de vue successifs dont parle Ampère constituent les étapes de la route à parcourir : toute tentative faite en dehors de cette marche n'a abouti qu'à des mécomptes et à des erreurs. On peut affirmer qu'en dehors de cette voie, la science ferait encore fausse route ; telles sont les propositions que je vais développer.

1° OBSERVATION DES APPARENCES EXTÉRIEURES DES MALADIES, OU ÉTUDE DES SYMPTÔMES.

C'est la première époque, celle que l'on peut et doit appeler hippocratique. Arrêtons-nous un instant devant cette belle figure d'Hippocrate.

Ce grand génie n'a ni créé ni inventé la médecine; cette science est née le jour où il y eut un homme malade, car ce jour-là des tentatives bien ou mal dirigées ont dû être faites dans le but de le soulager et de le guérir. Il existait, du reste, des médecins avant Hippocrate : l'histoire a conservé les noms de Chiron, de son disciple Esculape, fils d'Apollon, d'Acron, d'Euryphon et de quelques autres. Mais si Hippocrate est avec raison considéré comme le père de la médecine, c'est qu'il s'est le premier engagé dans la route scientifique dont Ampère a, passez-moi l'expression, relevé le tracé. La grande gloire d'Hippocrate est d'avoir compris qu'il ne fallait pas au début sortir de l'observation immédiate. Il était indispensable, en effet, que la simple observation des phénomènes, d'après la manière dont ils frappent les sens, ait fourni des matériaux suffisants pour que leur analyse pût être entreprise avec fruit. A plus forte raison, l'esprit humain ne pouvait se livrer à leur comparaison, à leur classification, pour aller à la recherche des lois.

Hippocrate a donc eu le mérite d'asseoir l'art sur des bases rationnelles et expérimentales; aussi ne faut-il pas s'étonner si chaque école le revendique comme sien. Mais tout en rendant hommage à son génie, il faut reconnaître que lui-même n'a pas su se préserver de l'influence de la philosophie de son temps, qu'il a voulu faire aussi la science avant le temps, c'est-à-dire qu'il s'est laissé entraîner à faire des généralisations prématurées. Pour Hippocrate, la maladie est une entité, un être malfaisant qui lutte contre l'organisme, dont il est bien distinct. C'est une réaction de la nature contre une cause nuisible, et la nature doit faire tous les frais de la guérison. Aussi fait-il jouer un rôle capital à la force médicatrice. Il suppose derrière les phénomènes morbides une force active, je dirai presque intelligente, qui préside à l'évolution de ces phénomènes morbides et les dirige. Cette manière d'envisager les choses l'a forcément conduit à rester spectateur tranquille du combat qui s'établit entre le principe morbifique et la nature, à se reposer sur sa prévoyance, à confier tout à ses efforts, et à ne rien entreprendre, de peur de troubler ses combinaisons salutaires. — De cette idée à la doctrine des crises il n'y avait qu'un pas. « La doctrine des crises, dit M. Chauffard dans son livre, est la plus grande conception d'Hippocrate, c'est sa plus forte synthèse. » Vous entendrez répéter sans cesse que le retour vers l'hippocratisme est de plus en plus prononcé, qu'Hippocrate eut seul le secret de la nature et le génie de la véritable médecine. M. Dubois d'Amiens, dans son discours sur l'état actuel de la médecine, dit positivement qu'on n'est pas plus avancé aujourd'hui qu'on ne l'était de son temps. Je me garderai bien de perdre mon temps à réfuter de pareilles exagérations. Ayons le courage de le dire,

Hippocrate était homme, et des erreurs ont pu lui échapper. S'il a fait beaucoup pour la science, ce n'est pas une raison pour accepter les yeux fermés tout ce qu'il a dit. — Examinons donc cette doctrine des crises, et voyons si Hippocrate a été conduit à la formuler en se fondant uniquement sur l'observation.

La crise est la solution de la maladie : elle est bonne quand le malade guérit; elle est mauvaise quand le malade meurt; elle est incomplète quand il n'y a que soulagement. Il est bien entendu, il y a deux mille ans qu'on le répète, que cette doctrine repose entièrement sur l'observation. Ce n'est pas en commençant que je veux le contester; toutefois on ne saurait soutenir qu'Hippocrate n'ait pas été influencé par l'idée qu'il se faisait de la maladie; il la considérait, je le répète, comme un enchaînement de phénomènes résultant des efforts tentés par le principe conservateur de la vie, dans le but d'opérer la coction de la matière morbigène. La crise est constituée par l'excrétion, l'expulsion de cette matière morbifique, et ces phénomènes d'expulsion, il les désigne sous le nom de phénomènes critiques. — Ces phénomènes sont nombreux, aussi les divise-t-il en plusieurs classes :

1° Les hémorrhagies.

2° Les diverses excrétions, telles que les sueurs, les urines, les selles, la diarrhée, les vomissements, les crachats.

3° Les abcès.

4° Les divers exanthèmes.

On pourrait, avant d'aller plus loin, faire déjà plus d'une objection à ces diverses propositions : on sait, par exemple, ce qu'il faut penser de cette idée que les maladies de poitrine, y compris la pleurésie, se jugent par les crachats ; mais passons. Ces phénomènes critiques, et c'est là ce qui constitue le fond de la doctrine, ne se produisent qu'à jours fixes, que l'on a appelés, à cause de cela, jours critiques. On distinguait encore les jours indicateurs, les jours intercalaires et les jours vides.

Les jours critiques, pendant lesquels se produit la crise, sont nombreux, mais ils sont loin d'être également favorables : les plus heureux sont les 7e, 14e et 21e jours. La crise était encore heureuse, à un moindre degré cependant, les 9e, 11e et 17e jours; elle était moins parfaite quand elle se faisait les 6e, 8e et 10e jours.

Les jours indicateurs annonçaient la crise à venir : ainsi le 4e jour est l'indicateur du 7e ; lorsque ce jour-là certain symptôme, tel que le gonflement de la narine gauche ou la tension de l'hypochondre, apparaissait, on annonçait la crise pour le 7e jour. quitte à attendre le 14e quand la crise n'arrivait pas, ou à se consoler en disant que la crise avait été mauvaise quand le malade succombait dans l'intervalle

La conséquence de cette doctrine en thérapeutique est l'expectation. Que l'expectation vaille une autre méthode de traitement, quand il s'agit de certaines maladies dont nous ne connaissons absolument rien encore, ni le siége ni la nature, soit; mais qui oserait soutenir que, dans bien des circonstances, elle ne produirait pas les plus déplorables résultats. Du reste, lisez les recueils d'observations, soit dans les écrits d'Hippocrate, soit dans ceux des auteurs qui se sont conformés aux règles posées par le maître : vous verrez les maladies se propager d'un viscère à l'autre, désorganiser, mutiler et immoler, après un temps plus ou moins long, des malheureux pleins de vigueur. Mais qu'importe, pendant ces jours de désolation, le médecin observe, il s'extasie devant la nature, il compte les jours, il regarde les urines, les selles, pour y découvrir les indices d'une crise prochaine; il reporte successivement son espoir d'un quaternaire à l'autre, et est du reste tout à fait satisfait et en règle avec sa conscience, quand il a su de bonne heure porter un fâcheux pronostic. Son devoir n'est-il pas tout tracé? En effet, puisque le plus ordinairement la nature se suffit à elle-même, le médecin ne doit rien faire, surtout au début, de peur de troubler sa marche salutaire. Cette doctrine repose entièrement sur l'observation, — cette affirmation est reproduite avec une assurance naïve. — Si vous voulez bien réfléchir deux minutes avant de faire le saut comme les moutons de Panurge, vous verrez ce qu'il faut penser de cette assertion. Allez dans nos salles : je ne vous dirai pas livrez-vous à des recherches longues et difficiles, vous n'auriez peut-être pas le courage de les entreprendre ; ce travail, du reste, a été fait par des médecins illustres, et qui avaient pour le grand génie d'Hippocrate un respect mêlé d'admiration. Baglivi, par exemple, qui a dit du vieillard de Cos que l'antiquité ne vit point son égal, et que l'âge futur ne verra jamais son semblable, s'étonne de ne pas vérifier l'exactitude de la doctrine au lit du malade ; mais telle est la fascination qu'il subit, que, plutôt que de conclure que cette doctrine est en opposition avec les faits, il déclare que s'il a observé toute autre chose, cela tient à l'influence du climat de Rome sur les maladies. L'observation vous montrera bien vite aussi que, soit influence du climat, soit tout autre motif, la doctrine n'est pas justifiée par les faits. Mais, que dis-je, vous serez arrêtés au premier pas. Essayez donc de déterminer le premier jour de la maladie ; il est évident qu'il faut établir votre point de départ, si vous voulez noter les symptômes qui se manifesteront le 7°, le 14°, le 21° jour. Dans quelques circonstances, sans doute, vous pourrez être fixés sur ce point, mais le plus ordinairement cette détermination sera impossible, parce que les maladies se préparent ou se déclarent souvent lentement, et qu'il est impossible de préciser l'instant qui sépare la santé de la maladie. Ainsi, quoi qu'on en ait dit, l'observation démontre : 1° que les phénomènes dits critiques ne présentent pas ce caractère ; 2° que la théorie des jours critiques est une pure donnée de l'imagination. Non-seulement Hippocrate y a été conduit par l'idée qu'il se faisait de la maladie, mais il a été entraîné par les idées philosophiques qui régnaient de son temps.

Peut-on méconnaître, en effet, la connexion étroite qui existe entre cette doctrine célèbre et la doctrine pythagoricienne, qui enseignait que la santé dépend de l'harmonie, et que les nombres concourent à entretenir l'une et l'autre. Selon Pythagore, les nombres impairs sont les plus importants, et le nombre 7 est sans contredit le plus parfait, comme le prouve la grande influence qu'il exerce sur la destinée de l'homme : car chaque septième année apporte de grands changements dans notre organisation physique et nous expose à des maladies. L'époque de 7 mois est, disait-il, l'époque de la première dentition, ce qui n'est pas exact, pour le dire en passant. Celle de 7 ans est l'époque de la deuxième, ceci est plus vrai. 14 ans est l'époque de la puberté, etc., etc. Est-il donc besoin d'insister davantage? C'est cependant sur de pareilles idées que repose la doctrine. On n'a plus d'yeux que pour voir ce qui est favorable au système. A défaut du nombre 7, on a ses multiplicateurs pour éluder certaines difficultés, on a les jours impairs pour en éluder d'autres, et à la faveur de certains noms, ces erreurs grossières se propagent jusqu'aux générations les plus reculées. Comment se fait-il, me demanderez-vous, qu'un génie aussi grand qu'Hippocrate se soit laissé dominer par de semblables idées? Ce n'est pas le moment de le rechercher; la chose importe peu. Du reste, il n'a pas été seul à subir cette influence, car ce n'est pas en médecine seulement que vous pourrez la retrouver. Toutes les sciences sans exception, toutes les religions nous offrent des traces de l'influence singulière des doctrines pythagoriciennes, l'histoire et la fable nous en montrent des vestiges à chaque pas. Exemples :

Les 7 sages de la Grèce;
Les 3 grâces et les 9 muses;
Les 7 chefs devant Thèbes;
Les 7 bouches du Nil;
Les 7 merveilles du monde;
Les 7 plaies d'Égypte;
Le chandelier aux 7 branches;
Les 7 frères Machabées;
Les 7 allégresses de la Vierge et ses 7 douleurs.
Les 7 péchés capitaux, etc.

J'aurai tout à l'heure à signaler les conséquences que cette doctrine a entraînées sous le rapport du traitement des maladies. Si je m'y suis arrêté aussi longuement, c'est parce que dans le cours de ce travail j'aurai à revenir sur certaines questions dont cette exposition rendra la solution plus facile, et parce qu'il importait de bien établir que dans Hippocrate il y a deux hommes : Hippocrate observateur, génie sublime quand on voit ce qu'il a fait à l'époque où il vivait; Hippocrate théoricien, qui n'a pas su résister à cette tendance naturelle à l'esprit humain, de vouloir tout expliquer. Ceci n'ôte rien à l'admiration que nous devons avoir pour lui, mais il faut se garder de tomber dans une exagération. A force de parler des oracles de Cos, du divin vieillard, des sentences qu'on lit dans ses livres comme si elles avaient été prononcées par un dieu : « *Ii qui medi-* » *cinæ scientiam tractant, libros Hippocratis amplec-* » *tantur quasi dei vocem, et non humano ab ore pro-* » *fectam* » (Suidas, *in voce Hipp.*), on se laisse aller à ne plus rien examiner, à croire à une infaillibilité qui ne sera le partage d'aucun génie humain, quelque grand qu'on le suppose. Il faut voir les choses telles qu'elles sont : combien est plus sage et plus vrai le jugement porté par Pinel. Je ne puis vous citer une autorité plus respectable. « Avoir une estime sentie » pour Hippocrate, rendre hommage à sa supério- » rité, le regarder comme le vrai fondateur de la » médecine d'observation, ce n'est point croire qu'il » ait tout vu, tout observé; ce n'est point adopter » servilement tout ce qui a été publié sous son nom, » ni admettre aveuglément toutes ses opinions et ses » principes dans le traitement des maladies. Que

» d'objets ont échappé à sa sagacité! Que de propo-
» sitions trop générales à modifier et à restreindre!
» Combien la médecine ne s'est-elle pas enrichie par
» les travaux successifs de ceux qui l'ont exercée
» dans tous les âges avec un jugement sain et des
» principes solides. »

Après Hippocrate, l'histoire de la médecine, pendant plusieurs siècles, peut se résumer en quelques mots. On abandonne complétement la voie de l'observation, qui est remplacée par l'esprit de spéculation; on veut deviner au lieu de conclure. Aussi, pendant cinq cents ans, on ne trouve rien, hommes et systèmes sont complétement oubliés.

Enfin survint Galien, qui devait entraîner tout le moyen âge à sa remorque. On a appelé Galien le prodige de son siècle, je m'incline devant cet hommage; mais je constate que son influence sur les destinées de notre science a été à peu près nulle. Il a recueilli et coordonné les théories de ses prédécesseurs, il a fait revivre cette déjà vieille doctrine de l'humorisme, qui, mêlée plus tard de magie et de superstitions, a régné pendant près de douze siècles.

Après ces temps de confusion et de barbarie, l'esprit humain semble se réveiller. La science médicale va subir l'heureuse influence de la révolution scientifique que le XV° siècle a vue s'accomplir. Il en est de ces révolutions comme de celles qui se font dans l'ordre politique et social : elles se préparent lentement. Bien des circonstances heureuses sont venues préparer et activer ce réveil intellectuel : je n'ai pas à m'arrêter sur ces questions, quel que soit d'ailleurs l'intérêt qu'elles présentent ; je constate seulement que Bacon est considéré avec raison comme le chef de cette révolution scientifique. Comme tous les messies, ce grand homme a eu ses précurseurs, sans doute, mais l'honneur d'avoir exercé sur les destinées des sciences une influence décisive lui revient entièrement, parce qu'il est le premier qui ait parfaitement senti et bien montré que dans toutes les branches des sciences positives, il n'y a qu'un moyen de parvenir à quelques vérités, et de s'assurer qu'on y est parvenu : c'est celui d'observer la nature non-seulement dans les phénomènes qu'elle présente à nos regards, mais encore dans ceux que l'on peut découvrir par la voie de l'expérience. Il faut non-seulement observer la nature, mais encore l'interroger. En d'autres termes, ceci comprend les deux premières parties du programme : 1° observation des phénomènes d'après la manière dont ils frappent les sens ; 2° analyse de ces phénomènes. Quoi qu'il en soit, contentons-nous de constater les faits. Or, l'histoire de notre science nous montre qu'à cette époque on revint à l'observation ; en outre, tout en complétant l'étude des symptômes, les médecins entreprirent leur étude philosophique par l'étude des organes. Ici quelques développements sont nécessaires.

Pendant tout le moyen âge l'anatomie de Galien faisait loi; il n'avait guère disséqué que des singes, mais il avait, avec les éléments puisés à l'école d'Alexandrie, composé un système d'anatomie où les erreurs ne manquaient pas. Vers la fin du XIVe siècle, on commence de nouveau à se livrer à des dissections. Mondini a bientôt l'occasion de constater des erreurs échappées à Galien, mais il n'osa pas le professer, tant était puissant à cette époque le prestige de l'autorité; et il fallut plus d'un siècle pour que Massa eût le courage de soutenir que l'on pouvait découvrir quelque chose après Aristote et Galien. On ne se borna pas à faire de l'anatomie normale; vers la fin du XVe siècle, l'étude de l'anatomie pathologique est venue imprimer à la médecine un cachet spécial, et donner à notre science un caractère tout nouveau de précision et d'exactitude. Benivieni de Florence se mit avec ardeur à examiner les lésions cadavériques pour y trouver les causes des maladies. Les premiers essais furent imparfaits sans doute, mais la voie était désormais tracée, par conséquent le principal était accompli.

Benivieni fut en effet suivi par des médecins illustres, parmi lesquels brille d'un vif éclat l'auteur du *Sepulchretum*, Théophile Bonet. Un siècle plus tard parut le grand ouvrage de Morgagni, *De sedibus et causis morborum per anatomen indagatis*, œuvre capitale qui devait bientôt être dépassée par les travaux d'un homme de génie, de Bichat. Ce dernier ne se contente pas, comme Morgagni, de rechercher la lésion dans l'organe, mais il la poursuit et la décèle dans le tissu : et ce sont ces deux séries de faits, lésions d'organes, lésions de tissus, qui vont faire l'objet des recherches de toute une génération... et quelle génération que celle qui compte des savants tels que Bayle, Corvisart, Portal, Meckel, Broussais, Laennec, Dupuytren, etc., etc.

Je suis obligé d'être sobre de développements, mais ce qui précède suffit pour démontrer que l'esprit moderne ne procède plus d'après les errements du passé. Il ne s'agit pas de substituer une doctrine nouvelle aux anciennes, mais il y a l'emploi d'un moyen nouveau d'investigation pour étudier la pathologie. On s'applique à la recherche des vérités de fait, c'est-à-dire que l'analyse des phénomènes recueillis par l'observation est commencée. Cette manière de procéder constitue l'un des moyens de vérification du problème de la maladie. Les expressions d'école anatomique, d'organicisme, ne désignent pas autre chose, à mon sens, qu'une méthode d'investigation, un moyen d'arriver à la constitution de la science. Quant à l'importance et à l'utilité de cette méthode, je ne comprendrais pas à priori qu'on pût la mettre en doute; mais après les résultats qu'elle a donnés, surtout depuis le commencement de ce siècle, je reste stupéfait en face de l'obstination des médecins qui nient ses bienfaits. La simple énumération des conquêtes réalisées depuis un demi-siècle m'entraînerait beaucoup trop loin. Du reste, cette question de l'influence de l'anatomie pathologique sur les progrès de la médecine a fait l'objet de travaux nombreux, que vous pourrez facilement consulter.

Mais, dira-t-on peut-être, sans doute le progrès existe, sans doute la science a marché, mais les anciennes doctrines ne peuvent-elles pas revendiquer l'influence que vous accordez à l'organicisme? A ceci je pourrais me contenter de répondre: l'humorisme, le naturisme, l'animisme, le vitalisme simple ou double ont régné pendant 2000 ans, qu'ont-ils produit? Mais tout, diront les vitalistes. C'est surtout l'étude de la pathologie chirurgicale, et ceci se comprend, qui permet de mieux constater cette influence de l'organicisme sur les progrès de la science. Ne croyez pas toutefois qu'en vous plaçant sur ce terrain, vous leur arracherez la moindre concession. Écoutez plutôt Estor. Après avoir fait l'histoire des principales écoles chirurgicales modernes, il arrive à cette conclusion : « Telle est, en » peu de mots, l'histoire de l'école chirurgicale de » Montpellier, qui compte de nombreux disciples, » qui fait des progrès tous les jours, et à laquelle est » réservé l'honneur de constituer définitivement la » science, et de la faire entrer dans sa période orga- » nique par une application raisonnée de la doctrine » d'Hippocrate. »

Quelques lignes plus haut, l'auteur avait dit : « L'école chirurgicale de Montpellier a pour caractère » essentiel l'application raisonnée de l'hippocratisme » moderne à la chirurgie. En conséquence, elle des- » cend en ligne directe d'Hippocrate, de Gui de » Chauliac, d'A. Paré, de l'Académie de chirurgie et » de John Hunter. »

Cette manière de procéder par affirmation est habituelle aux médecins vitalistes. La citation que je viens de faire est empruntée à un chirurgien dont le talent était rehaussé par une grande droiture de caractère : sans doute il était convaincu, mais peut-on s'illusionner à ce point. L'Académie de chirurgie a surtout été organicienne : n'est-ce pas d'après de pures données anatomiques que J. L. Petit a établi ses remarquables théories sur les plaies de tête, sur les fractures de côtes, sur les fistules lacrymales. Sans doute, l'Académie de chirurgie représente une des époques les plus brillantes de l'art chirurgical, mais peut-on trouver un argument plus concluant pour démontrer l'heureuse influence que l'organicisme a exercée sur la marche de la chirurgie. Et A. Paré! Mais ce grand chirurgien n'est arrivé à ses belles conceptions qu'en s'appuyant sur les découvertes anatomiques de Vesale, d'Eustache et de Fallope. L'école vitaliste revendique aussi Gui de Chauliac; mais Gui de Chauliac ne peut, en réalité, figurer parmi les ancêtres de cette école de l'immobilisme, lui qui, au XIVe siècle, c'est-à-dire à une époque où l'on disputait, non pour savoir si un fait était vrai, mais pour savoir s'il était renfermé dans les écrits volumineux du père de la philosophie péripatétique, cherchait déjà à secouer le joug de l'autorité.

« Je m'esbahys d'une chose », dit-il, en parlant des chirurgiens de son temps, « qu'ils se suivent comme » des grues, car l'un ne dit que ce que l'autre a dit. » Je ne scais si c'est par crainte ou par amour qu'ils » ne daignent ouyr, sinon choses accoutumées et » prouvées par authorité. . . . .
» . . . .
» qu'on laisse telles amitiés et craintes, car Socrate et » Platon est notre amy, mais la vérité est encore plus » amie ; c'est chose saincte et digne d'honorer en » premier lieu la vérité. »

Il ne suffit pas d'affirmer, il faut prouver ce qu'on avance. Estor prend les grands noms chirurgicaux, et sans plus de façon dit : « Voilà nos aïeux. » Ceci ne prouve absolument rien. Ainsi le beau nom de Delpech, qui a jeté sur la faculté de Montpellier un si grand lustre, ne manque pas de figurer dans cette généalogie. Mais, n'en déplaise à Estor, Delpech n'était pas vitaliste, pas plus que Lallemand, cette autre gloire de Montpellier; non-seulement Delpech n'était pas vitaliste, mais, en cherchant bien, on pourrait trouver dans ses écrits une espèce de protestation contre cette qualification. Ainsi, dans la préface du deuxième volume du *Mémorial des hôpitaux du Midi*, je lis ce qui suit :

« Nous n'avons pas besoin de bannière... Le temps » d'une philosophie commune à tous les membres » d'une même corporation est passé ; le mouvement, » la fermentation, qui agitent incessamment l'ensem- » ble des sciences, sont trop vifs pour que l'on puisse » ni adopter, ni même pressentir des principes géné- » raux, de ces larges bases sur lesquelles on peut » placer les fondements d'une science. . . . .
» . . . .
» Nous le déclarons donc, nous n'avons point choisi » de couleur, et nous voulons garder nos mains nettes » de toute influence personnelle sur la systématisa- » tion générale des données médicales. »

Ce langage sage et mesuré diffère sensiblement de celui dans lequel un de ses successeurs fait sa profession de foi :

« Le temps et les révolutions politiques ont en vain » détruit le Portique et le jardin d'Académus ; la ri- » valité de Cos et de Gnide ont vainement contribué, » dit-on, à porter la dévastation dans les temples » réservés aux Asclépiades. Les disciples ont sauvé » les beaux préceptes de Platon et des stoïciens, et la » doctrine du divin vieillard a conservé à travers les » âges une immortalité consacrée, surtout dans cette » enceinte, par les efforts religieux de nos maîtres » et de nos devanciers. Que des révolutions sociales

» changent la division et l'importance de nos con- » trées ; que des caprices politiques déplacent le siége » de notre faculté ; qu'une rivalité puissante y intro- » duise forcément, comme au temps du fameux » Chirac, des éléments hétérogènes et destructeurs, » notre école défie ces vicissitudes impuissantes, car » sa doctrine est immortelle. » (Alquié, *Clinique chirurgicale*, p. 14.)

Que prouvent ces phrases ampoulées et vides? Elles ne peuvent que servir à justifier des boutades semblables à celles-ci :

« On sait, dit M. Malgaigne, que l'école de Mont- » pellier revendique depuis longtemps l'héritage » d'Hippocrate, et l'on connaît sa devise : *Olim Cous,* » *nunc Monspeliensis Hippocrates.* Tout au moins, » faut-il confesser qu'Hippocrate, en arrivant à » Montpellier, a dû oublier bien des choses et a dû » en apprendre bien d'autres. On y professe un » grand respect pour ses livres, mais probablement » à la condition de ne pas les ouvrir. » (*Revue médico-chirurgicale*, mai 1854.)

Mais il faut sortir de ces généralités, et demander aux faits les éléments de votre conviction. Nous ne nous perdrons pas sur les hauteurs de la métaphysique, nous allons au contraire rester sur le terrain clinique. — Choisissons un exemple, le plus clair, le plus élémentaire que nous pourrons trouver. Ceci n'ôtera rien à la valeur de la démonstration ; au contraire, la vérité apparaîtra dans une plus grande clarté. Nous appliquerons à l'étude de cette maladie la méthode que je vous ai exposée, et nous verrons à quels résultats cette méthode nous conduira. Nous l'étudierons en nous plaçant au point de vue opposé, ou plutôt nous rappellerons fidèlement, car ceci est de l'histoire, à quoi ont abouti les médecins qui se sont engagés dans la voie dont je veux vous détourner, et je vous laisserai le soin de conclure.

Nous sommes en face d'un malade qui est atteint d'une éruption fort commune, de la gale, pour l'appeler par son nom. Permettez-moi de supposer pour un instant qu'il s'agit d'une affection toute nouvelle, inconnue, importée de je ne sais où. Vous ne savez rien, absolument rien ; vous avez un problème à résoudre complétement. Nous resterons fidèles à notre programme, c'est-à-dire que nous ferons avant toute chose l'observation des phénomènes d'après la manière dont ils frappent les sens. Or, pour peu que cette observation ait l'occasion de s'exercer, nous saurons bien vite que nous avons devant les yeux des malades affectés d'une maladie de la peau apyrétique, éruptive et contagieuse ; en poursuivant l'observation, nous découvrirons à coup sûr certains symptômes. Ainsi, nous remarquerons que les boutons ont une singulière prédilection pour certaines parties du corps, que les démangeaisons se font surtout sentir la nuit, etc., etc.

Quand l'observation simple aura fourni tous les éléments qu'elle est susceptible de donner, nous entreprendrons l'analyse des phénomènes. Ici nous ferons l'étude anatomique du bouton, et nous la ferons en nous aidant de tous les moyens d'investigation dont nous pouvons disposer. Nous ne tarderons pas à découvrir, à la base du bouton, un petit sillon au fond duquel se trouve un insecte, un acare. Cet acare, transporté sur la peau d'un individu sain avec certaines précautions, etc., etc. (il faut abréger), détermine la même maladie que chez le premier. Tout en faisant nos recherches, nous aurons expérimenté des traitements; mais à ce moment la thérapeutique ne sera-t-elle pas toute tracée? Il faut détruire l'insecte, tuer l'acare; nous en aurons bien vite trouvé les moyens. Et quand nous verrons que ce traitement parasiticide guérit promptement et sûrement les malades, n'aurons-nous pas encore une démonstration, une preuve que nous avons suivi la bonne méthode? Tout ceci est tellement simple, tellement clair, que vous vous dites : mais on n'a jamais dû procéder autrement. Eh bien, examinons à quelles idées, à quelles conséquences ont conduit des principes trop longtemps suivis, et qui ont encore de nos jours d'ardents défenseurs.

La gale est une affection de la peau apyrétique, éruptive et contagieuse. Voilà le premier fait constaté par l'observation; mais au lieu de la poursuivre patiemment, l'esprit veut immédiatement deviner la nature, les causes de la maladie; et comme on s'est déjà fait de la maladie en général une idée particulière, l'imagination va édifier les théories les plus extravagantes. Ainsi, cette affection cutanée a été attribuée longtemps aux acrimonies de nos humeurs, à un sang corrompu, à une dépravation de la lymphe. Galien invoque l'existence d'une humeur mélancolique. D'autres viennent, et l'attribuent à la prédominance des acides; d'autres, au contraire, veulent qu'elle soit produite par la prédominance des alcalis. Van Helmont donne son explication, qui n'est ni plus ni moins lumineuse que les autres; il invoque la présence d'un ferment particulier. Plus tard on met en jeu les diathèses, et l'on arrive bien vite, toujours en invoquant l'observation et en se signant du saint nom d'Hippocrate, à admettre des gales scorbutiques, des gales scrofuleuses, des gales herpétiques, des gales syphilitiques. Remarquez bien que je n'invente rien, je raconte fidèlement, et je n'ai pas encore tout dit. Une éruption se manifeste à la peau : ne voyez-vous pas d'ici la force vitale, le principe vital, la force médicatrice, se débarrassant d'un principe nuisible; aussi a-t-on distingué des gales critiques. Mais ce n'est pas tout encore : le traitement de la gale, qui, aujourd'hui, est si simple, si expéditif, était tout autre. On redoutait les gales rentrées, et en cela on était logique avec les idées que l'on se faisait; donc la gale durait, Dieu sait combien. L'organisme, ou plutôt la force qui est chargée de veiller sur l'organisme, ne soutenait pas toujours impunément une guerre longue, et alors même qu'elle finissait par triompher, ce n'était pas sans éprouver quelque dommage. Aussi ne s'étonnait-on pas quand on rencontrait chez des individus de quarante, cinquante ans, des abcès, des caries osseuses, des douleurs rhumatismales, que sais-je encore. Comme à une certaine époque, et à cause des mauvaises conditions hygiéniques, la gale était une affection fort répandue, et qu'on la retrouvait dans les antécédents du malade très-fréquemment, on n'était nullement surpris et surtout nullement embarrassé pour trouver une explication : le malade était réputé avoir un dépôt de gale.

Vous m'accorderez bien ceci, c'est que je n'ai nullement torturé l'histoire. Peut-être m'objecterez-vous que c'est là de l'histoire ancienne. D'abord ceci ne serait pas une objection, attendu que les vitalistes nous répètent sur tous les tons, que nous ne sommes pas plus avancés qu'on ne l'était du temps d'Hippocrate, qu'il faut rentrer dans la voie hippocratique, etc., etc. En second lieu, si nous savons quelque chose de précis sur la nature de cette affection ; si, et c'est ce qui importe aux malades, nous sommes arrivés à un traitement rapide et efficace, c'est précisément parce que les médecins se sont laissé conduire par la méthode que je vous recommande de suivre. Du reste, ne croyez pas que pour trouver de pareilles idées bizarres, étranges, il soit besoin d'aller fouiller les manuscrits du moyen âge. Sans doute, vous trouverez difficilement dans les ouvrages de médecins vitalistes des études sur la gale : ils s'abaissent peu à ces détails. La gale est d'ailleurs une maladie malpropre, et puis il leur faut de plus vastes horizons; à eux les grandes questions. Cependant vous pourrez trouver dans un mémoire qui a été publié il y a quelques années, non par un médecin obscur, mais par un professeur de la faculté de Montpellier, Golfin, les étranges assertions que je vais vous rappeler. Ce mémoire a pour titre : *De l'existence des affections spécifiques de l'agrégat humain, démontrée par la méthode de la vérification scientifique.* A la page 57 de ce mémoire, je lis ce qui suit : « Les affections » spécifiques contagieuses, non héréditaires en gé- » néral, comprennent les exanthèmes aigus, tels que » la variole, la vaccine, la rougeole, la scarlatine, la » rage, la *gale*, la syphilis, la morve, la pustule ma- » ligne, les fièvres contagieuses, telles que la peste, » la fièvre jaune. » Vous êtes étonnés sans doute de voir la gale en si noire compagnie, et vous vous demandez ce que l'auteur entend *par affection élémentaire spécifique de l'agrégat humain*. A la page 16 de son mémoire, Golfin dit catégoriquement que « les affections élémentaires de l'agrégat humain sont » des affections dépendant des lésions des forces

» vitales et organiques dont la nature est inconnue. » Donc la gale dépend de la lésion des forces vitales et organiques dont la nature est inconnue. Voyez-vous où l'on vous conduit? Mais l'insecte, l'acare qui reproduit la gale aussi souvent que l'on veut, qu'est-il donc pour Golfin? Un vitaliste n'est jamais à court d'explications : l'acare est tout simplement le produit d'une génération spontanée. « Il n'est pas im- » possible (nous dit Golfin à la page 53) que ces » principes spécifiques ou virus ne soient le résultat » d'une génération spontanée. L'observation (*toujours* » *l'observation invoquée!*) ne paraît pas négative, ou » au moins complétement muette à cet égard pour » tous les virus. » Et il cite comme preuve le virus syphilitique, qui naît quelquefois spontanément par excès de libertinage!!!

Est-il nécessaire d'insister davantage? Ce qui précède ne renferme-t-il pas tout un enseignement? Je n'ai pas besoin de vous dire où conduisent, sous le rapport thérapeutique, de semblables doctrines. N'allez pas me dire qu'au lit du malade, les médecins vitalistes traitent en définitive la gale comme tout le monde; non, cela n'est pas. Je me rappelle, il n'y a pas plus de vingt ans, avoir vu traiter à Montpellier les galeux par l'administration du soufre à l'intérieur, et les blennorrhagiques par le mercure. C'est en vain que vous alléguerez que personne aujourd'hui ne suit une semblable pratique, et qu'au total, vitalistes et organiciens traitent de la même manière les galeux et les blennorrhagiques, de même que les uns et les autres administrent le sulfate de quinine dans les fièvres intermittentes. Oui, j'en conviens, quand ils sont écrasés par l'évidence des faits, il faut bien que les vitalistes en arrivent à donner le traitement qui guérit ; mais, dans ce cas, ils sont inconséquents avec leurs principes, et la pratique est précisément la condamnation de la doctrine. Mais on ne joue pas impunément avec les principes ; non, et je n'accepterai pas de dénégation sur ce point, parce que je l'ai vu, de mes propres yeux vu, ce qui s'appelle vu, un vitaliste n'administre pas le sulfate de quinine dans le traitement des fièvres intermittentes avant le septième accès. C'est en vain que vous objecterez que le malade peut être emporté par un accès pernicieux. — *Non possumus, la doctrine est immortelle.* Il faut laisser passer le septième accès, il leur faut ce chiffre fatidique pour agir.

L'exemple que j'ai choisi est très-clair, j'ajoute qu'il me paraît être concluant ; mais je n'espère pas pour cela convertir un seul vitaliste. En étudiant, en analysant les phénomènes, en se livrant à des recherches patientes et pénibles, on est arrivé à un résultat, cela est vrai, on a saisi la cause de la gale, on a été conduit à formuler un traitement efficace ; tout cela ne saurait les émouvoir. Petits esprits qui croyez avoir découvert la cause de la gale parce que vous avez trouvé un insecte, que vous avez constaté que cet insecte, déposé sur la peau d'un homme sain, déterminait la maladie, et qu'en tuant l'insecte, vous guérissiez. Quelle manière étroite de comprendre l'étiologie. Voyez ce qu'en pense, par exemple, M. Chauffard : « On s'arrête », dit-il, en parlant des organiciens, « à une lésion ou à un » trouble fonctionnel dans l'analyse pathologique, et » l'on en fait l'origine réelle, la cause véritable de la » maladie. Comment de cette lésion et de ce trouble » déclarés causes déduit-on la succession des phéno- » mènes morbides? Ici reparaissent les obscurités. Le » phénomène réputé producteur est accepté sans con- » trôle, soit; mais il doit éclairer et produire tout ce » qui le suit. Or, ce mécanisme second, appelé à » montrer comment la cause expérimentale, lésion » ou trouble, engendre la maladie tout entière, est » aussi difficile à pénétrer que le mécanisme premier. » Ce n'est plus qu'en invoquant les plus informes » hypothèses qu'on peut parfois livrer une apparence » d'enchaînement symptomatique. Le plus souvent, » on se tait sur les relations causales des faits morbides » successifs. Ce silence sauve tout; on a gratuitement » admis une lésion première, une cause expérimen- » tale, cela suffit pour tromper les besoins de causa- » lité naturels à l'esprit de l'homme, essence même » de son activité intellectuelle; et après l'appât jeté à » ses invincibles désirs, on se rejette dans les phéno-

» mènes, on se livre tout entier à des connaissances » empiriques, et l'on croit servir ainsi les progrès d'une » science positive. » (*Pathologie générale*, page 265.)

Est-ce bien sérieusement que M. Chauffard soutiendrait que, dans l'exemple que je viens de choisir, *c'est en invoquant une informe hypothèse* (contagion par l'acare), qu'on peut livrer une apparence d'enchaînement symptomatique. Mais j'entends, j'ai choisi une maladie de cause externe, je me suis mis dans une condition particulière; je ne doute pas qu'avec les ressources de la dialectique, son jugement faussé et sa bonne foi d'avocat plaidant une mauvaise cause, un vitaliste ne puisse trouver des arguments. Mais, malgré tout, il faut que votre conviction se fasse, et elle se fera. Je choisirai donc un autre exemple, je le prendrai dans le cadre des affections chirurgicales. Vous ne sauriez trouver mauvais que je vous entretienne surtout des maladies que j'aurai à traiter devant vous; en second lieu, il est évident que si je choisissais une affection comme la fièvre typhoïde, par exemple, dont l'histoire est encore enveloppée de tant d'obscurités, je me mettrais dans l'impossibilité de vous faire ma démonstration. J'appellerai donc votre attention sur la fissure à l'anus.

Il y a quelques années à peine, la fissure à l'anus était encore une maladie fort difficile à guérir. On la considérait comme une affection à peu près toujours liée à l'existence d'un vice général diathésique. La résistance qu'elle opposait aux moyens thérapeutiques nombreux et variés que l'on mettait alors en usage a sans doute contribué à accréditer cette opinion. Dans tous les cas, le fait est certain, et si vous voulez vous en convaincre, vous n'avez qu'à lire l'article RHAGADES du Dictionnaire en 30 volumes, qui, pour le dire en passant, est la reproduction à peu près littérale du même article du Dictionnaire en 60. Ainsi se font souvent les livres, ce qui explique, hélas ! comment les erreurs se perpétuent aussi longtemps. Quoi qu'il en soit, je résumerai en peu de mots les idées de l'auteur de cet article, en vous invitant de nouveau à remonter à la source, et à contrôler ce que j'avance.

Un petit ulcère peu profond, mais déterminant des douleurs toujours vives, quelquefois atroces, existe. Cet ulcère résiste à des pansements variés, à des cautérisations, à des médications internes énergiques. A quoi cela tient-il? Un organicien vous répondrait : Je l'ignore ; mais je vais tâcher d'en découvrir les raisons. Si je les découvre, je vous le dirai ; si je ne les découvre pas, j'avouerai purement et simplement mon ignorance. Mais, hélas ! tous ne raisonnent pas ainsi.

Pour beaucoup de médecins, il est plus commode d'échafauder une petite théorie. Si cet ulcère ne guérit pas, nous dit l'auteur, c'est qu'évidemment il existe une cause générale qui tient en échec la force médicatrice. Une fois lancé sur cette pente, il ne s'arrête plus, et ce ne sont pas les explications qui feront défaut. Il a d'ailleurs à son service le vice herpétique, psorique, la diathèse cancéreuse, rhumatismale, hémorrhoïdaire, etc., etc., mots profonds qui ont rendu et qui rendent encore tant de services aux médecins, pour les aider à masquer leur ignorance. C'est le virus syphilitique qui, cette fois, fera tous les frais de l'explication. Pourquoi cette préférence? Il n'y a pas de bonne raison à donner; mais j'incline à penser que le siége du mal y a bien été pour quelque chose. Dans tous les cas, on recherchera, nous dit l'auteur, s'il existe, chez le sujet affecté, des symptômes concomitants de syphilis. Si l'on ne trouve rien, on scrute sa vie passée. On a en effet quelques chances de trouver un petit accident vénérien, ne fût-ce qu'une simple blennorrhagie guérie depuis dix ans. Dans ce cas, on ne va pas plus loin, la doctrine est sauvée, mais non le malade, comme vous allez le voir. Cependant il peut se faire, et l'auteur en convient, qu'on ne trouve rien. Il peut arriver, et vous le verrez fréquemment, qu'on ait à traiter une mère de famille de mœurs irréprochables, et dont les enfants jouissent d'une santé parfaite. Qu'importe, on passe outre, et l'auteur nous dit magistralement que dans ce cas « les dénégations » les plus positives n'en imposent pas facilement à l'œil » du praticien attentif. » Vous pourriez peut-être bien demander à quoi sert de scruter la vie passée, quand on est bien décidé à admettre l'existence d'une affection dont aucun phénomène ne trahit l'existence. Hélas! dans la pratique, c'est bien ce qui arrive, et, à cette époque, la fissure à l'anus constituait une preuve de syphilis. Aussi, voyez les conséquences affligeantes de cette manière d'envisager les choses; ici je cite l'auteur. « Le traitement est interne et » externe. Le traitement interne se composera de » l'action combinée du mercure en frictions ou à » l'intérieur, c'est-à-dire sous forme d'oxyde; de sels » unis au soufre, au chlore, au cyanogène, seuls ou » associés aux bois sudorifiques, suivant l'ancienneté » du mal, la nature ou la durée des traitements qui » auront précédé. »

Je ne reproduis pas ce qui concerne le traitement local, la citation serait trop longue. L'auteur perd un peu de vue le spectre syphilitique; mais il énumère tous les onguents de l'officine. Après les onguents, la cautérisation, dont il ne faut pas abuser pour ne pas solliciter la *transformation cancéreuse* (*sic*). Ce qu'il y a de mieux démontré par tout ce que dit l'auteur de l'article, c'est qu'il a toujours trouvé la nature médicatrice très-récalcitrante. Du reste, il faut le répéter, cette douloureuse affection a fait pendant bien longtemps le désespoir des malades et des médecins. Aujourd'hui nous la guérissons, je puis le dire, à coup sûr, très-promptement, en une seule séance; et j'ai eu si souvent l'occasion de vérifier le fait, que je me crois le droit d'être très-affirmatif sur ce point. J'ai eu l'occasion de traiter plus de deux cents malades atteints de fissures : jamais je n'ai eu d'insuccès. Je n'ai pas suivi tous mes malades, je ne puis donc affirmer que jamais il n'y a eu de récidive; mais aucun fait de ce genre n'est venu à ma connaissance. Parmi ces malades, je compte trois confrères dont l'un luttait en vain depuis plus de deux ans contre cette pénible affection. Ces affirmations ne vous surprendront pas tout à l'heure : du moment que la cause et la nature du mal ont été connues, le traitement rationnel a pu être institué. Voyons donc comment on est arrivé à ce résultat. On y est arrivé en suivant la voie que j'ai indiquée plus haut. Peu importe que les chirurgiens s'y soient engagés ou non de propos délibéré, la chose essentielle est de constater que la solution du problème n'a été trouvée que lorsque cette marche a été suivie.

Je rappelle encore les étapes de la route à parcourir :

1° Observation des phénomènes d'après la manière dont ils frappent les sens.

2° Analyse de ces phénomènes.

Je reprends maintenant l'histoire de la fissure à l'anus.

L'observation a révélé ce premier fait, c'est que

les douleurs qui accompagnent la fissure ne sont en rapport ni avec l'étendue du petit ulcère, ni avec sa profondeur. Quelle en est donc la raison ? C'est à une observation plus attentive que Boyer va le demander, et au lieu d'aller chercher midi à quatorze heures, c'est-à-dire de chercher dans la constitution, dans les diathèses, les virus, etc., etc., une explication, il observe le point malade. C'est, en effet, ce qu'il faut faire d'abord, sauf à aller plus loin quand on ne trouve rien. Cette observation, poursuivie un certain temps, a fini par lui permettre de découvrir des malades qui éprouvaient les mêmes douleurs que ceux qui avaient des fissures, et qui cependant n'en avaient pas. Qu'avaient-ils donc ? Ces malades étaient affectés d'une contracture spasmodique du sphincter de l'anus ; mais cette contracture, à laquelle jusque-là il n'avait pas pris garde, il la retrouve chez les sujets qui sont affectés de fissure. L'observation des phénomènes d'après la manière dont ils frappent les sens est complète, et dès lors Boyer peut entreprendre leur analyse avec fruit. Cette analyse l'amène à distinguer deux éléments dans la maladie : 1° la fissure ; 2° la contracture spasmodique du sphincter anal. Comme les douleurs ne lui paraissent pas être en rapport avec l'étendue de la fissure, mais plutôt avec l'intensité de la contracture ; que ces douleurs existent, qu'il y ait ou qu'il n'y ait pas fissure, il en conclut que la contracture constitue la maladie principale, ou, si vous aimez mieux, l'élément principal de la maladie, et que c'est, par conséquent, à cet élément qu'il faut d'abord s'adresser. Au lieu de s'acharner à poursuivre la fissure avec les onguents, pommades, etc., etc., il dirige son action thérapeutique surtout contre la contracture.

Du moment que l'on est engagé dans la bonne voie, le progrès s'accomplit en quelque sorte fatalement. Boyer, en effet, n'atteindra pas du premier coup le but, c'est-à-dire qu'il ne trouvera pas la solution du problème thérapeutique; mais ceci désormais ne peut plus être qu'une question de temps.

Boyer fait le raisonnement très-simple que, puisque la contracture spasmodique entretient la fissure et occasionne les douleurs, il faut couper le muscle; et il fait une incision profonde dans le fond du petit ulcère, de manière à diviser les fibres du sphincter. L'événement a complétement justifié la justesse de ces prévisions : la fissure ainsi traitée se cicatrise avec rapidité.

Certes il y a beaucoup à dire sur cette opération : elle offre non-seulement des inconvénients, mais encore expose à des dangers assez sérieux. Encore une fois, un peu de patience : c'est bien quelque chose que d'être débarrassé des diathèses syphilitique, psorique, hémorrhoïdaire. L'éminent chirurgien reconnaît bien vite la nécessité d'enlever à son opération une partie des inconvénients qu'elle présente, et il s'efforce de la perfectionner.

Lorsque la fissure occupe les parties latérales, se dit Boyer, l'incision expose à la lésion de vaisseaux volumineux, à l'hémorrhagie, etc., etc. Mais puisqu'il suffit d'inciser les fibres musculaires, le but peut être atteint en faisant l'incision en arrière, sur la ligne médiane, où les vaisseaux sont moins nombreux, le tissu cellulaire plus serré : les chances d'hémorrhagie seront donc diminuées. Quant à la fissure, il ne s'en préoccupe pas ; elle doit guérir du moment que l'on aura fait disparaître la contracture : l'événement a encore confirmé la justesse de ces prévisions. Le progrès n'est pas encore, j'en conviens, bien considérable, car cette opération était bien douloureuse, elle entraînait les mêmes accidents que la première, avec un peu moins de fréquence cependant. Mais on ne pouvait s'arrêter là.

Blandin fait la remarque fort judicieuse que, puisque le problème consiste dans la section des fibres musculaires, on peut la pratiquer en glissant un ténotome sous la muqueuse, et réaliser ainsi les avantages que l'on obtient par la méthode sous-cutanée. L'opération de Blandin laisse sans doute beaucoup à désirer, elle laisse prise à bien des objections, elle ne réalise pas les conditions des plaies véritablement sous-cutanées ; mais enfin on ne peut nier qu'elle ne marque un progrès au point de vue pratique ; d'ailleurs la question thérapeutique a reçu aujourd'hui une solution satisfaisante. En effet, puisqu'il est à présent bien démontré que la contracture spasmodique constitue véritablement toute la maladie, pourquoi n'essayerait-on pas de détruire cette contracture sans couper le muscle ? Aujourd'hui surtout que nous pouvons supprimer la douleur, il est facile de distendre les fibres musculaires ; et quelque curieux et bizarre que vous paraisse le fait, il faut bien l'accepter. Il est certain que la dilatation forcée pratiquée convenablement, avec lenteur, avec prudence, guérit toujours la contracture. Quant à la fissure, elle se cicatrise au bout de quelques jours, sans pansement ; elle disparaît avec la cause qui l'entretenait.

Ce fait est-il probant, oui ou non ? et à moins de se refuser à l'évidence, ne renferme-t-il pas tout un enseignement ? Ne voyez-vous pas là une éclatante démonstration de l'excellence des principes que je viens de vous exposer ? M. Chauffard pourra me demander si je sais véritablement en quoi consiste la contracture, quelle est la nature intime de la maladie, et si j'admets cette cause expérimentale uniquement pour tromper mes besoins de causalité ; si, en procédant comme je le fais, je ne me livre pas tout entier à des connaissances empiriques, et si je crois ainsi servir les progrès d'une science positive. Je lui répondrai qu'en ce qui concerne la nature intime du mal, j'en sais tout autant que lui, ou bien, ce qui est la même chose, qu'il ne la connaît pas mieux que moi. — 2° Que je guéris mon malade, ce qui est le principal à mon avis, et qu'enfin, quand on arrive à ce résultat, on sert tout aussi bien la science, et beaucoup mieux qu'en alignant des phrases comme celles-ci : « Par cela qu'un fait est inséparable » dans sa manifestation d'un autre fait, qu'on » ne l'isole pas, s'ensuit-il qu'il découle du fait » auquel il est nécessairement associé? Voyez où » conduisent ces façons inattendues de raisonner. » Une cause, une activité n'existent pas sans se » produire en effets, sans se développer en phé» nomènes; donc la cause et l'activité n'existent » pas et résultent de l'effet et du phénomène. Une » cause n'existe pas sans s'appliquer, sans se réa» liser dans un composé qui la manifeste en ac» tion ; donc la force n'existe pas et résulte du » composé! une unité, le principe. L'idée d'unité » n'existe pas sans se réaliser pour nous en une » quantité quelconque, laquelle est toujours une » multiplicité, un nombre si minime qu'il soit; donc » l'unité n'existe pas et résulte de la pluralité. Enfin, » pour résumer toutes ces équations, l'infini n'existe » pas sans se réaliser dans le fini, sans se développer » infiniment en quantités déterminées ; donc l'infini, » c'est-à-dire l'existence, principe, source active et » féconde de toutes les existences, l'infini n'existe

» pas et résulte du fini. » (*Pathologie générale.*) O Molière ! que dirais-tu si tu pouvais entendre ce langage d'Apocalypse ? Les médecins de l'école vitaliste semblent du reste se complaire dans ces obscurités de langage : on dirait qu'ils s'efforcent de masquer l'inanité du fond par la boursouflure de la forme. Si vous demandez à un organicien, par exemple, ce que c'est qu'une fièvre intermittente, il ne se flattera pas de vous donner la solution de tous les problèmes que cette question soulève, mais cependant il pourra vous éclairer sur bien des points, et vous apprendre surtout à guérir les malades. Que voulez-vous, je considère ce but comme le plus important ; et quand, par la pensée, je me mets à la place du pauvre patient, j'ai toujours présents à l'esprit ces vers du fabuliste :

Tire-moi d'abord du danger,
Tu feras après ta harangue.

Donc, pour en revenir à notre question, si vous me demandiez ce que c'est qu'une fièvre intermittente, je tâcherais de vous en donner une définition courte et claire. Je vous dirais que l'on donne ce nom à une fièvre qui apparaît et disparaît successivement à des intervalles plus ou moins éloignés, pendant lesquels il n'existe aucun mouvement fébrile ; puis je vous ferais une description de l'accès, je vous signalerais les effets qu'elle détermine sur l'état de la rate, je vous dirais que cette fièvre est le plus souvent causée par les miasmes de nature végétale ; je vous indiquerais les moyens que nous avons de la guérir *sans attendre le septième accès;* je vous dirais enfin ce que vous trouverez tout au long bien exposé dans les livres classiques que vous avez entre les mains. J'en conviens sans peine, il y a encore dans l'histoire des fièvres intermittentes bien des points à éclaircir ; mais enfin, grâce aux travaux de nos devanciers, un coin du voile est soulevé, et ce qui concerne le traitement a été assez élucidé pour que vous puissiez être utiles. Dans tous les cas, la définition que je viens de vous donner vous éclairera mieux que celle de Barthez, qui dit que « les » fièvres intermittentes tiennent à des aberrations » fortes et soudaines de l'influence naturelle que le » sentiment de la cause morbifique devrait avoir sur » le mouvement des organes. » Les choses par elles-mêmes ne présentent donc pas déjà assez de difficultés, pour que nous évitions d'en ajouter encore. Cette définition doit être très-profonde, essayons de sonder cet abîme. Barthez veut dire tout simplement que les fièvres intermittentes sont dues au vice d'une force particulière, qu'il appelle quelque part *stabilité d'énergie;* et si vous voulez traduire cette définition en français, cela veut dire que, dans les fièvres intermittentes, la santé n'est dérangée que parce qu'elle n'est pas stable. Et maintenant, si vous n'êtes pas satisfaits, c'est que vous êtes trop difficiles.

Les développements dans lesquels je viens d'entrer doivent suffire pour vous convaincre de la nécessité de vous attacher avant tout à bien établir le diagnostic des maladies au moyen d'une observation patiente et attentive, pour pouvoir vous élever ensuite à l'analyse des symptômes fournis par l'observation. Cette méthode est celle qui a permis de réaliser de si grands progrès dans les sciences physiques et naturelles; l'histoire de la médecine prouve que c'est encore à elle qu'on doit les conquêtes déjà réalisées. A quoi, par contre, ont abouti, à quoi peuvent aboutir ces divagations sans fin sur la vie, les forces vitales, les propriétés vitales? Certes, et il est bon de le répéter, afin de ne pas donner prise à de niaises critiques, je ne vous dis pas que le corps vivant n'est pas constitué en vertu de forces particulières que l'on peut appeler vitales, là n'est pas la question; mais je soutiens qu'en médecine, comme dans les autres sciences, on n'invente pas les lois, on les découvre, et qu'on ne les découvrira qu'en suivant la même marche. Je soutiens qu'il faut commencer par observer, puis analyser les phénomènes, pour tâcher de découvrir les lois des faits. Toute la question se réduit, en dernière analyse, à décider s'il vaut mieux commencer par la fin de notre programme, ou s'il est préférable de suivre la marche indiquée : la question ainsi posée est résolue. Il y a lieu de s'étonner, sans doute, que tant de médecins s'obstinent encore à suivre les vieux errements. Bien des raisons pourraient nous expliquer cette étrange aberration d'esprit; mais, parmi ces raisons, il y en a une plus commune que les autres : c'est la croyance où sont certains hommes qu'ils sont supérieurs par cela même qu'ils affichent pour la matière un certain mépris; ils croient par là se placer fort au-dessus des observateurs de fait. Qu'y a-t-il donc cependant derrière cette prétention orgueilleuse de ne vouloir s'occuper que des forces? Qu'est-ce donc qu'une force, en général, car il faut bien s'appesantir sur cette question. Je ne puis mieux faire que de vous citer les lignes suivantes empruntées à Broussais (*Introduction de l'irritation et de la folie*) : « Qu'est-ce » qu'une force, sinon l'induction tirée par l'observa- » teur de quelque chose qui agit sur un corps ou » dans un corps, pour lui faire subir des change- » ments? Un entraînement porte cet observateur à » supposer que ce corps est mû par quelque chose » qui agit sur lui, comme lui-même a coutume d'agir, » en certains cas, sur certains corps; nul doute que » l'on n'éprouve cet entraînement; impossible de ne » pas convenir que personne ne peut s'en défendre, » parce qu'on y est forcé par l'analogie, c'est-à-dire » parce qu'on est porté à juger de ce qu'on ne sait

» pas par ce qu'on croit savoir ; mais c'est là et pré-
» cisément là que s'arrête le fait. L'homme chez qui
» le jugement l'emporte sur l'imagination se contient
» et gémit d'être forcé de rester dans l'ignorance des
» causes premières. Pour celui-là, le mot *force* n'est
» qu'une formule, le signe d'une perception qu'il a
» reçue à l'occasion d'un phénomène, et il ne s'en
» sert que pour en saisir d'autres que ses sens puis-
» sent également saisir. Il n'en est pas ainsi de l'homme
» à imagination prédominante, de l'esprit poétique,
» du Platon ancien ou moderne. Crédule d'abord et
» surtout orgueilleux, et ne pouvant supporter l'idée
» d'ignorer, il passe du soupçon vague à la convic-
» tion la plus entière ; il fait plus, il se hâte de réali-
» ser l'induction, il la personnifie, il la fait agir
» comme un être animé, vivant, comme un homme,
» en un mot ; puis il bâtit un roman dont cette in-
» duction, devenue force palpable, est le héros, et
» s'indigne contre celui qui lui refuse son hommage. »

Sans aucun doute, les corps vivants sont régis par des lois spéciales qui diffèrent de celles qui régissent la matière inerte, puisqu'en somme il s'agit de phénomènes différents ; et comme ces phénomènes sont plus complexes, il est incontestable que la connaissance de ces lois est plus difficile à acquérir. S'ensuit-il qu'on puisse les découvrir d'emblée ? Comment l'espérer, quand les premières ne l'ont été qu'après une étude longue, et surtout, ne l'oublions pas, mieux dirigée. En présence d'un malade, quelle conduite devrez-vous donc suivre? Évidemment étudier tous les phénomènes qui se passent chez lui, les symptômes fonctionnels et les symptômes organiques; c'est-à-dire qu'il faut rechercher le siége de la maladie, puis s'efforcer de saisir les relations qui existent entre ces lésions et les troubles fonctionnels qui peuvent en résulter; puis découvrir, si faire se peut, le mécanisme suivant lequel ces lésions disparaissent, afin d'arriver à un diagnostic rigoureux qui conduise à une thérapeutique véritablement efficace.

C'est surtout quand on envisage les conséquences thérapeutiques des deux doctrines, que l'on comprend les dangers de l'indifférentisme en pareille matière. Les exemples que j'ai cités plus haut portent avec eux leur enseignement, et si je ne m'abuse, ils sont concluants; toutefois il ne sera pas inutile de revenir sur cette question; d'autres exemples d'ailleurs ne pourront que fortifier la démonstration.

En thérapeutique, la doctrine vitaliste conduit à l'expectation, je vous l'ai déjà prouvé. Que ce soit la nature, comme le disait Hippocrate; l'âme, comme le voulait Stahl; que ce soit le principe vital ou les forces multiples, mais abstraites, qui tiennent sous leur dépendance les phénomènes de la vie, les maladies sont toujours considérées dans cette doctrine comme des réactions de ce principe vital, de ces forces contre une cause nuisible. C'est la nature qui doit faire les frais de la guérison, et je vous ai assez longuement exposé le rôle que les vitalistes font jouer à la force médicatrice. J'ai essayé de vous reproduire fidèlement les idées qu'ils se faisaient de cette force, et je crois avoir été aussi clair que M. Chauffard qui en donne cette définition : « La nature médicatrice » n'est ni intelligente et libre, ni aveugle et insensée ; » elle est tout autre, elle est comme la vie qui n'est » ni intelligence ni hasard. . . . .

» . . . .

» La force médicatrice a donc les mêmes mœurs que » la vie : elle n'a ni volonté ni préméditation raison- » née, ni discernement réfléchi ; elle éprouve comme » des émotions obscures et profondes, et obéit à des » instincts tout vitaux, réglés en vue de nécessités » générales, comme la vie. » (Pages 448 et 449.)

En bonne vérité, qu'il y a-t-il derrière ce pathos, et de pareilles énormités peuvent-elles être discutées? Pouvons-nous, oui ou non, guérir certaines maladies? Pouvons-nous modifier avantageusement la durée, la gravité de certaines affections? Toute la question est là ; et si nous le pouvons, nous avons donc la puissance de maîtriser, de diriger cette force médicatrice. Et en quoi la considération de cette prétendue force peut-elle nous servir? Que dis-je, si vous l'admettez, vous avez les bras liés. La chirurgie vous offrira des preuves nombreuses de l'efficacité de l'art. N'est-ce pas une niaiserie que de nous répéter à satiété, que le chirurgien ne fait que mettre la nature en demeure d'accomplir les actes médicateurs qu'on attend d'elle? Est-ce que nous avons d'autre prétention? Est-ce que nous supposons pouvoir produire d'emblée et directement des phénomènes vitaux? Le physicien non plus ne sait pas ce que c'est que l'électricité, pas plus que nous ne savons ce que c'est que la vie. Mais au lieu de nous dire que l'électricité n'est ni aveugle, ni intelligente, ni libre, qu'elle n'a ni volonté, ni préméditation raisonnée, qu'elle obéit à des instincts *électriques*, car, remarquez-le bien, un physicien qui tiendrait ce langage ne vous dirait rien de plus fort que le médecin qui applique ces épithètes à cette prétendue force médicatrice; au lieu, dis-je, de se livrer à cette débauche de style, il a observé, il a recueilli des faits; l'analyse et la comparaison de ces faits lui ont permis de saisir, de découvrir certaines lois, et il a su faire découler de ces lois des applications utiles. Il est parvenu à manier, à diriger, à commander à cet agent mystérieux, qu'il ne connaît pas cependant. Pourquoi ne procéderions-nous pas de même? Le vigneron ne tient pas non plus dans sa main la puissance, l'agent qui transforme un morceau de bois en une vigne chargée de fruits; mais soutiendrez-vous qu'il ne peut rien sur le résultat, et qu'il ferait tout aussi bien de se croiser les bras que d'appliquer à la culture les procédés que la science ou l'expérience lui ont appris? Nous aussi, médecins, nous pouvons déjà commander dans quelques cas à la nature, et lui dire : Tu iras dans ce sens, et tu n'iras pas plus loin.

Je vais prendre un nouvel exemple : le phénomène de la cicatrisation des plaies. Direz-vous que c'est un phénomène vital? Parbleu, je le sais bien. Me direz-vous que les plaies se cicatrisent en vertu de l'existence d'une force médicatrice ? Me voilà bien avancé. Remarquez-le encore une fois, le chirurgien vitaliste est satisfait, du moment qu'il a affirmé l'existence de cette force. Hé bien, permettez-moi d'entrer dans quelques développements à ce sujet, vous verrez à quelles conséquences fécondes en résultats pratiques a conduit l'organicisme.

Toute solution de continuité devient, au moment même où la cause vulnérante vient d'agir, le siége d'un travail dont le but est essentiellement réparateur : voilà le fait dans toute sa simplicité. Ainsi, par exemple, vous pratiquez une amputation de cuisse ; la plaie passe par diverses transformations, et au bout d'un certain temps la cicatrisation est obtenue : le malade est guéri. Que s'est-il passé? Vous imaginez bien que je ne vais pas essayer de découvrir d'emblée le mystère qui vient de s'accomplir, quand je vous aurai répété avec Estor que « la faculté vitale en » vertu de laquelle s'opère l'adhésion ne saurait être » l'objet d'un doute pour personne. En chirurgie » comme en médecine, le praticien n'est que le mi-

» nistre de la nature, il ne peut que surveiller ou » diriger l'action de la force médicatrice. » (*Simplification de la chirurgie*, page 131.) Que saurez-vous de plus : que la cicatrisation des plaies est un phénomène vital? Encore une fois qui le nie? Mais cette hypothèse de force médicatrice, à quoi sert-elle, où vous conduit-elle? Si c'est la cause qui régit le phénomène que vous désignez sous ce nom, j'en sais autant que vous; car je n'ignore pas qu'il n'y a pas d'effet sans cause. Mais non-seulement le vitaliste affirme l'existence de cette force, ce qui ne serait rien, mais il fait agir cette force suivant son bon plaisir. Nous ne pouvons que surveiller la nature; qui vous l'a dit? N'est-il pas plus simple, et surtout plus exact, d'envisager ce phénomène vital, *cicatrisation*, comme le premier phénomène venu, c'est-à-dire de l'observer sans s'inquiéter s'il existe une force, sans chercher à savoir quelle est cette force? Vous allez voir où cette manière de procéder va me conduire.

L'observation nous montre que ce travail de cicatrisation ne s'accomplit pas toujours de la même manière. Ainsi il est des cas où la réunion des tissus divisés et mis convenablement en rapport se fait d'emblée : on a, comme on dit, une réunion par première intention, c'est-à-dire sans suppuration. Un liquide particulier, que l'on désigne sous le nom de lymphe plastique, se dépose entre les lèvres de la plaie, s'organise, c'est-à-dire se pénètre de petits vaisseaux, qui bientôt subiront la transformation fibreuse.

Mais bien souvent, surtout lorsque la plaie a une certaine étendue, la réunion ne se fait pas d'emblée; il y a production de pus. La suppuration dure un temps variable, elle se tarit peu à peu; ce n'est que plus tard que les petits vaisseaux dont j'ai parlé apparaissent. Cette période de suppuration peut d'ailleurs être traversée par une foule de complications, hémorrhagie, érysipèle, fusées purulentes, résorptions purulentes, pour ne parler que des principales. Il est à peine besoin de dire que la réunion immédiate est bien préférable; non-seulement il y a économie de temps, absence de souffrance, mais les complications terribles que je viens de rappeler ne sont pas possibles avec elles. Nul doute, par conséquent, que cette terminaison soit désirable. Je suis donc conduit à me demander pourquoi la suppuration se produit dans certains cas et ne se produit pas dans d'autres, et subsidiairement, s'il serait possible d'éviter la suppuration. Qu'est-ce donc que la suppuration? Si vous posez cette question aux métaphysiciens, ils ne seront nullement embarrassés. Estor nous dit : « La suppuration est une fonction pathologique de nature » inconnue. » (Page 54.) Soit. Ceci équivaut à dire que la suppuration est la suppuration. M. Chauffard sera sans doute plus explicite. En effet, à la page 449 de son livre, je lis : « La suppuration est, dans les » affections inflammatoires, l'aboutissant d'une réac- » tion salutaire par elle-même, et à la suite de la- » quelle s'établit une guérison parfaite, lorsque la » matière purulente trouve un écoulement conve- » nable. Ce même mode de réaction devient mortel, » lorsqu'il s'effectue dans un organe important où » l'élimination purulente est difficile, et où le désordre » produit localement par la réaction trouble l'ac- » complissement des fonctions essentielles. » Je ne m'arrête pas à signaler les erreurs de faits, les erreurs matérielles renfermées dans ces quelques lignes, vous les avez saisies sans doute ; mais passons, je ne veux pas perdre de vue la thèse que j'ai à développer. Acceptons donc pour un instant les propositions émises par M. Chauffard. Si la suppuration est l'aboutissant d'une réaction salutaire, ou, en d'autres termes, un mode d'agir de la force médicatrice, elle devra se produire en dehors de nous. Notre rôle est tout tracé. Nous donnerons un écoulement convenable à la suppuration, nous prendrons certaines précautions de pansement, nous ne pourrons que laisser agir la nature. Quant à lui dire : « Tu iras là, et tu n'iras pas plus loin », il n'y faut pas songer. Hé bien, tout cela est faux, je vais vous le démontrer.

Je reprends mon rôle de simple observateur, et je découvre le fait important que voici. Dans certains cas, la suppuration ne se produit pas ; dans d'autres, elle se produit toujours. Ainsi l'observation vous permettra tous les jours de constater le fait suivant : un os est fracturé ; les chairs sont contuses, déchirées, mais les téguments n'ont pas été déchirés ; dans ce cas, la suppuration ne se produit pas, voilà la règle. D'un autre côté, alors même que les désordres sont moins considérables, si l'os a piqué, traversé les téguments, la suppuration est à peu près inévitable. De même, si une luxation du coude se produit, les ligaments auront été déchirés ; l'extrémité de l'humérus, après avoir labouré les chairs, viendra se placer sous la peau ; mais si celle-ci a été respectée, et que la réduction soit faite en temps convenable, il n'y aura pas de suppuration. Que les téguments au contraire soient divisés, alors même que l'articulation n'aurait subi aucune violence ; qu'un instrument tranchant, par exemple, ouvre l'articulation en arrière, sans léser des organes importants, oh ! alors la scène change, et cette petite plaie pénétrante déterminera presque à coup sûr une suppuration épouvantable. Que faut-il conclure de cela ? Que dans les traumatismes la suppuration se produit presque nécessairement quand les téguments sont divisés, et qu'elle ne se produit presque jamais quand ils ne le sont pas. Pourquoi ? quelle est la cause de cette différence ? quelle est du moins celle que je puis saisir ? C'est que, dans le premier cas, l'air n'est pas en contact avec les tissus divisés, et que, dans le second, la division des téguments laisse accès à l'air. On est resté longtemps, je le sais, pour saisir la portée de cette différence ; ceci est une autre question. Pendant longtemps aussi on a pu voir le couvercle de la marmite soulevé par la vapeur d'eau, sans se douter que l'on avait sous la main une force immense que l'on saurait utiliser un jour ; mais ce qui est incontestable, c'est que les solutions de continuité situées à l'abri du contact de l'air, en d'autres termes, les plaies sous-cutanées, ne suppurent pas. Ceci est, si vous le voulez, une loi à la connaissance, à la découverte de laquelle a conduit l'observation. Et maintenant que je connais cette loi, je pourrai en tirer des conséquences fécondes. Vous savez quelle révolution la découverte de cette loi a produite dans la thérapeutique chirurgicale.

1° Faire, toutes les fois que la chose est possible, les opérations à l'abri du contact de l'air.

2° Transformer, quand on le peut, les plaies ordinaires en plaies sous-cutanées.

Dans l'application, vous avez la ténotomie tout entière, et ce n'est pas une mince découverte : pieds bots, torticolis, flexion du genou, extraction des corps étrangers de l'articulation du genou par le procédé de M. Goyrand (d'Aix), etc. Trouvez-vous maintenant que l'observation bien dirigée conduise à des résultats aussi satisfaisants que les méditations profondes de M. Chauffard sur la force médicatrice, lorsqu'il dit « qu'elle a les mêmes mœurs » que la vie, qu'elle n'a ni volonté, ni prémédi- » tation raisonnée, ni discernement réfléchi, etc. » N'allez pas croire cependant que les vitalistes vont se rendre à l'évidence. Le fait ne peut être nié; ils ont essayé de le faire au début, mais enfin ils ont dû l'accepter. La grande affaire est de sauver la doctrine, et c'est ce qu'Estor a tenté. Dans l'ouvrage que je vous ai déjà cité, ce chirurgien nie que l'innocuité des plaies sous-cutanées soit due à l'absence du contact de l'air sur les tissus divisés; à la page 147, vous pourrez lire: «Suivant nous, l'inno- » cuité des plaies sous-cutanées tient plutôt aux cir- » constances suivantes : 1° Dans ces plaies, le dégât » est moins considérable que dans les plaies à décou- » vert. 2° Il y a souvent intégrité des gaînes fibreuses » et celluleuses aux dépens desquelles vivent les » organes les plus simples, tels que les os, les ten- » dons, etc. 3° Dans les plaies sous-cutanées, les cel- » lules et petits vaisseaux ouverts sur un des côtés de » la plaie se confondent, s'abouchent ou s'inosculent » facilement avec ceux du côté opposé, de telle sorte » qu'ils s'oblitèrent ou se complètent, pour ainsi dire, » les uns les autres, et que les fonctions nutritives » peuvent bientôt y reprendre leur cours. 4° Dans » tous les cas, les tissus divisés restent soumis à l'in- » fluence de la chaleur naturelle et d'une sorte de » vie rayonnant des parties voisines. » Allons-nous suivre Estor dans ses explications? Oui, sans doute, il importe que votre conviction repose sur une base solide. Ce n'est pas d'ailleurs souvent que vous pourrez saisir un vitaliste sur le terrain clinique. Puisque Estor a daigné descendre un moment des hauteurs de la métaphysique, voyons ce que valent ces assertions :

« 1° Dans ces plaies, le dégât est moins considérable » que dans les plaies à découvert. »

Ceci n'est point un argument ; il ne suffit pas d'affirmer : quand il s'agit de faits matériels que tout le monde peut contrôler, c'est un mauvais système. Or, est-il vrai, oui ou non, qu'une simple plaie intéressant uniquement le tendon d'Achille et les téguments qui le recouvrent, amènera la suppuration? Evidemment, et j'ajoute une suppuration considérable. Est-il exact, maintenant, que vous pourrez, pourvu que vous procédiez convenablement, couper chez le même sujet les deux tendons d'Achille, et en même temps les jambiers postérieurs et antérieurs, et même aussi l'aponévrose plantaire? est-il vrai, dis-je, que vous pouvez produire tous ces dégâts sans avoir de suppuration? L'expérience de tous les jours nous le prouve. Ainsi, d'un côté, vous avez une seule section du tendon d'Achille à découvert : accidents formidables ; de l'autre, vous avez sections sous-cutanées des deux tendons d'Achille, de deux, trois, quatre autres tendons faites dans la même séance : innocuité.

Qu'un instrument, un couteau effleure en quelque sorte l'articulation du genou; si celle-ci est ouverte, vous aurez la suppuration et des accidents terribles. Mais si, avec un instrument étroit, vous pénétrez avec précaution dans l'article, en suivant un chemin oblique, en vous mettant, en un mot, à l'abri de la pénétration de l'air, vous pouvez pratiquer des sections, taillader l'articulation comme je l'ai fait dans un cas de fracture ancienne de rotule, et vous n'aurez pas de suppuration. Enfin, dans les fractures, la suppuration n'arrive pas quand le dégât est considérable, mais bien quand les téguments sont divisés. Il ne faut pas jouer sur les mots. En général, il est bien vrai que les fractures compliquées de plaies sont celles où le dégât est le plus considérable; mais vous ne pouvez pas nier qu'alors même que la fracture est simple, c'est-à-dire sans délabrement, sans grande contusion des parties molles, si le foyer de la fracture communique avec l'air, il y a suppuration; tandis que l'os peut être brisé en plusieurs morceaux, les chairs déchirées, contuses, pourvu que les téguments aient résisté, la suppuration sera à peu près toujours évitée. Donc, ce premier argument n'a aucune valeur. Examinons le second.

« 2° Il y a souvent intégrité des gaînes fibreuses et » celluleuses aux dépens desquelles vivent les organes » les plus simples, tels que les os, les tendons. »

Toujours des affirmations gratuites. Je ne parle pas

de cette physiologie de fantaisie, mais, après ce que je viens de dire, est-il nécessaire de discuter cet argument, qui véritablement n'en est pas un. Il ne suffit pas d'enfiler des mots les uns à la suite des autres comme des grains de chapelet, il faut encore que ces mots expriment une pensée; ici je ne trouve même pas cette condition.

« 3° Dans les plaies sous-cutanées, les cellules et pe-
» tits vaisseaux ouverts sur un des côtés de la plaie se
» confondent, s'abouchent ou s'inosculent facilement
» avec ceux du côté opposé. »

Où Estor a-t-il vu cette *inosculation*? On dirait vraiment que l'auteur n'a jamais pratiqué une opération sous-cutanée ou n'en a jamais vu pratiquer, si l'on ne savait qu'il est intéressé à ne pas voir comment dans une section du tendon d'Achille les vaisseaux d'un côté de la plaie s'abouchent avec ceux du côté opposé. Mais il n'en est rien. Lorsque je pratique cette section, je sépare tant que je peux les deux extrémités du tendon, je suis satisfait quand j'obtiens un intervalle de 2, 3 centimètres, parce que j'ai besoin de cet intervalle pour le redressement du pied; cet intervalle, du reste, est comblé par un liquide d'abord, qui devient lymphe plastique, qui subit diverses transformations, mais qui a la propriété de s'organiser sans suppuration lorsqu'il est à l'abri du contact de l'air. Dans les fractures avec contusion, lorsque les fragments, les muscles baignent dans le sang extravasé, le même phénomène se produit. Le sang est résorbé, il n'y a pas de suppuration. De même aussi, dans les plaies pénétrantes des articulations, la suppuration se produit-elle parce que les petits vaisseaux ne s'inosculent pas avec ceux du côté opposé?

« 4° Dans tous les cas, les tissus divisés restent sou- » mis à l'influence de la chaleur naturelle et d'une » sorte de vie rayonnant des parties voisines. »

Ceci est le bouquet, nous remontons dans les nuages. Ainsi, quand le tibia fracturé aura perforé la peau, la chaleur naturelle s'échappera par le trou. C'est probablement ce que vous voulez dire, à moins que vous ne sachiez pas ce que vous voulez dire, ce que je suis assez disposé à admettre. Et cette sorte de vie qui rayonne des parties voisines! elle cessera donc de rayonner si la peau a été perforée? La vie cesse donc de rayonner dans l'articulation du genou, quand elle a été ouverte, puisque la suppuration se produit? Vous aurez certainement l'occasion d'observer des malades atteints de plaies pénétrantes de l'articulation du genou, car malheureusement les accidents dans lesquels cette jointure est compromise sont nombreux ; vous constaterez la violence des symptômes inflammatoires, et vous pourrez voir si la chaleur manque dans la partie malade. Après cela, l'auteur parle de la chaleur naturelle, il a peut-être des idées particulières sur ce point comme sur tant d'autres.

J'ai insisté longuement, trop longuement peut-être, sur cet examen des pitoyables raisons invoquées par Estor pour expliquer à sa manière l'innocuité des plaies sous-cutanées. N'est-il pas plus sage de se contenter d'observer les faits, de tâcher d'en tirer des conséquences utiles, que de s'acharner *per fas et nefas* à défendre une théorie. Que l'on trouve étonnant que l'air puisse ainsi, dans certaines conditions, exercer une influence aussi funeste, je le comprends; que l'on s'entoure de toutes les précautions pour observer le fait, pour bien s'assurer qu'on n'est pas le jouet d'une illusion, soit; mais quand le fait est bien vérifié, quand il s'impose, à quoi sert de le nier, pour sauver une théorie? Si un fait bien observé détruit votre théorie, tant pis pour elle; cela prouve tout simplement qu'elle n'est pas bonne. Un simple ouvrier mécanicien a trouvé, il y a quelques années, un moyen d'alimenter les chaudières à vapeur. Son appareil, qui est connu sous le nom de son inventeur, injecteur Giffard, est venu mettre en défaut les théories reçues et acceptées. Qu'ont fait les savants? Ils ont examiné le phénomène, ils se sont assurés de la réalité de ce phénomène, et alors ils ont modifié les théories. Les théories sont en effet, dans les sciences, d'un grand secours; quand elles reposent sur des faits bien observés, quand, par conséquent, elles sont bonnes, elles servent à mettre sur la voie de découvertes nouvelles. Ainsi, par exemple, l'observation a démontré que, lorsque les plaies étaient placées à l'abri du contact de l'air, elles ne suppuraient pas; ce fait a permis d'arriver à la théorie de l'innocuité des plaies sous-cutanées. Une fois en possession de cette théorie, les chirurgiens ont pu en faire découler des conséquences pratiques fort importantes : j'ai cité et je rappelle comme une des plus remarquables le procédé d'extraction des corps étrangers du genou de M. Goyrand (d'Aix). Il est donc utile, quand on a constaté un phénomène, de chercher à s'en rendre compte, de théoriser, et c'est ce que je vais faire; car, je le répète, cette question de l'innocuité des plaies sous-cutanées a une importance capitale.

L'air, ce *pabulum vitæ,* joue un rôle considérable dans la manifestation des phénomènes qui se passent sous nos yeux, notamment dans le phénomène de la fermentation des produits organiques. Pour que cette fermentation s'accomplisse, il faut, l'observation nous le prouve, la réunion de trois conditions : 1° la présence de la chaleur; 2° celle de l'humidité; 3° celle de l'air. Vous savez d'ailleurs, et c'est une particularité que je rappelle en passant, que la fermentation des produits organiques donne lieu à la formation de produits sulfureux et ammoniacaux. Or, examinons ce qui se passe dans une plaie d'une certaine étendue : nous trouvons précisément réunies les trois conditions dont je viens de parler : 1° la chaleur, celle du corps humain, 37 degrés ; 2° l'humidité, un peu de sang exhalé et, dans tous les cas, la lymphe plastique ; 3° l'air, car je suppose que la plaie subit ce contact. Mais il faut précisément que cette condition se trouve réalisée ; si elle manque, c'est-à-dire si les tissus divisés sont placés à l'abri du contact de l'air, la fermentation n'a pas lieu. Quand elle se produit, et cela arrive toujours lorsque les plaies sont à découvert, il y a formation de produits sulfureux et ammoniacaux. Jusqu'à présent, nous avons des phénomènes chimiques qui se produisent toujours lorsque les trois conditions signalées plus haut se trouvent réunies ; mais à présent vont se manifester les phénomènes vitaux. Je m'explique. Ces produits sulfurés et ammoniacaux exercent une double action, une action sur la plaie, qu'ils irritent et qu'ils enflamment, et une action sur l'économie plus difficile à préciser. Ces gaz sont résorbés, puis éliminés par les sueurs, les urines, etc., etc. Ils exercent nécessairement une action nuisible, une véritable intoxication, dont l'économie triomphe le plus ordinairement, sans doute, mais dont il faut tenir compte pour s'expliquer les accidents qui peuvent survenir. Sous l'influence de cette double action, locale et générale, la plaie n'a pas une tendance à s'organiser, à se cicatriser par première intention ; les lèvres s'enflamment, il y a production de pus ; celui-ci se décompose à son tour, et l'on tourne ainsi pendant un certain temps dans un cercle vicieux. Alors on peut aller très-loin. Les mêmes phénomènes continuant à se produire à la surface de la plaie, les mêmes effets se continuent, c'est-à-dire que les tissus sont plus ou moins irrités, et l'économie plus ou moins infectée par les principes putrides qui sont résorbés. Aussi quand le sujet se trouve dans certaines conditions, l'inflammation se propage, les extrémités des veines, des artères, sont prises, et l'on observe des fusées purulentes, des érysipèles, des résorptions purulentes. Vous voyez comme tout s'enchaîne. Mais, avant d'aller plus loin et de vous dire les conséquences qui découlent, au point de vue pratique, de cette manière d'envisager les choses, j'ai une remarque importante à faire.

Je viens de vous dire comment les choses se passent, ou plutôt ce que l'on peut saisir du phénomène.

L'observation me permet de constater dans ce travail d'inflammation et de suppuration des plaies un phénomène chimique : la fermentation. Je dois le noter ; mais ce phénomène est-il tout ? Évidemment, non. Les produits de fermentation agissent sur la plaie et sur l'état général. De quelle manière ? Je l'ignore. Peut-être le saura-t-on un jour, mais enfin je l'ignore. Or, de ce que je saisis le phénomène initial, cela veut-il dire que je prétende que tous les phénomènes qui peuvent se dérouler sont des phénomènes chimiques ?

Je n'ai pas besoin de repousser cette accusation. Sans doute, il n'est pas indifférent que la santé générale soit bonne ou mauvaise; il est certain que les conditions générales dans lesquelles se trouvent les blessés ont une action sur la marche des plaies. L'organisme qui subit une influence doit réagir tantôt d'une façon, tantôt d'une autre; tout cela est très-vrai, et je suis bien loin de vous dire que l'étude de ces influences, de ces conditions tirées de l'état général, doive être négligée. Mais, ici comme toujours, il faut procéder en allant du connu à l'inconnu; et puisqu'il s'agit d'un phénomène qui se passe sous nos yeux, cicatrisation d'une plaie, n'est-il pas logique d'étudier d'abord ce qui est accessible à nos sens, de chercher à nous rendre compte de ce qui se passe à la surface de la plaie ; et quand, en procédant ainsi, nous aurons trouvé quelque chose, découvert une partie du phénomène, et que nous tâcherons de tirer parti de cette découverte partielle, cela ne veut pas dire que nous nous refusions à aller plus loin dans les recherches. Encore une fois je suis loin de vous dire que l'encombrement des blessés, les conditions morales dans lesquelles ils se trouvent, n'ont aucune influence sur le résultat définitif. Qu'on cherche à préciser cette influence, rien de mieux ; mais que, sous prétexte qu'il s'agit d'un phénomène vital, on ne néglige pas l'étude de l'état local : car, encore une fois, les découvertes faites à ce point de vue, n'empêchent pas d'en faire d'autres, et elles permettent déjà de réaliser certains avantages.

L'explication que je viens de donner peut être bonne ou mauvaise ; c'est un point qui n'ôte rien à la valeur du fait, à savoir, que lorsque les solutions de continuité sont à l'abri du contact de l'air, elles ne suppurent pas. La première conséquence que l'on en a tirée a été de rendre autant que possible les opérations sous-cutanées. En agissant ainsi, on n'exerce évidemment une action que sur l'état local, et cependant on réalise un avantage immense, l'innocuité. La force médicatrice peut parfaitement sommeiller, la solution de continuité se guérira sans suppuration, lorsqu'elle se trouvera dans ces conditions.

Mais il arrive souvent que l'on ne peut réaliser l'indication, la plaie est nécessairement à découvert. Que faire alors ? Cela dépend ; je vais essayer de tourner la difficulté.

Dans quelques circonstances je pourrai transformer la plaie à découvert en plaie sous-cutanée, je veux dire en plaie à l'abri du contact de l'air.

Je ne puis entrer dans de bien grands détails sur une question en quelque sorte incidente ; mais l'observation suivante, dont je ne rapporte que les principales circonstances, fera ressortir l'importance et l'utilité de ce précepte.

Marie Berthier, âgée de trente-cinq ans, fut renversée de voiture sur la route de Neuville à Lyon. Elle se fit une fracture compliquée des deux os de la jambe, et quelques autres lésions plus légères dont je parlerai. Cette malade reçut les premiers soins de M. le docteur Baron (de Neuville). Mais comme elle voulut à toute force être ramenée à Lyon, on la transporta le soir même dans un batelet, afin d'éviter les secousses de la voiture. Mandé auprès d'elle, je constatai l'existence des lésions suivantes. Le tibia est fracturé à sa partie moyenne ; le fragment supérieur, taillé en biseau, fait une saillie d'un centimètre environ à travers une déchirure étroite des téguments. Le péroné est fracturé au tiers inférieur, mais de ce côté il n'y a pas de plaie. Il existait, en outre, une plaie contuse de l'indicateur droit, et une solution de continuité au front de 3 centimètres environ de longueur sans dénudation de l'os. Les tentatives de réduction ne me permirent pas de faire rentrer la pointe osseuse qui dépassait toujours d'un demi-centimètre les téguments, quelque effort que je fisse. Je pris le parti de reséquer un centimètre environ qui faisait saillie. Alors les tractions exercées sur le pied permirent une réduction complète, et la petite plaie put facilement être réunie. La solution de continuité fut nettoyée avec soin ; il y avait eu un écoulement sanguin modéré, mais à ce moment l'hémorrhagie était complétement arrêtée. Les lèvres de la plaie ayant été rapprochées, celle-ci fut recouverte d'une rondelle de toile imbibée de collodion ; une deuxième, une troisième et une quatrième rondelle, également imbibées de collodion, furent appliquées sur la première, de manière à former une croûte épaisse et solide qui mît complétement la plaie à l'abri du contact de l'air. La jambe fut placée dans une des gouttières matelassées dont nous faisons un usage journalier. Cet appareil excellent me permit d'obtenir une immobilité parfaite des fragments, tout en permettant de surveiller à chaque instant l'état du membre malade. Une vessie remplie de glace et convenablement suspendue fut maintenue pendant trois jours sur les rondelles, c'est-à-dire sur le point fracturé. Les plaies du doigt et du front furent pansées à plat.

La guérison de la fracture a été obtenue sans suppuration. Trois semaines après l'accident, les rondelles se sont détachées ; la cicatrisation des parties molles était accomplie, nous n'avions plus dès lors qu'une fracture simple qui a suivi la marche ordinaire. Les deux autres plaies, au contraire, ont passé par la période de suppuration.

Ce fait n'est pas aussi exceptionnel que vous pourriez le supposer. J'ai obtenu encore assez souvent de semblables résultats, lorsque les circonstances m'ont permis de suivre la même conduite. Je ne puis résister au désir de vous rappeler les principaux détails d'une observation bien plus curieuse, et qui m'a été communiquée par M. le docteur Letiévant, notre chef de clinique.

X..., mécanicien, âgé de trente ans, d'une constitution robuste, a eu l'avant-bras pris dans l'engrenage d'une machine. Les deux os sont brisés dans leur tiers inférieur, la peau déchirée dans une étendue de 7 à 8 centimètres; les muscles font saillie, et présentent des lambeaux déchirés et flottants. Les extrémités osseuses sont dénudées dans une grande étendue. Transporté à l'Hôtel-Dieu, le malade est placé dans la salle Saint-Sacerdos, dans le service dont M. Letiévant était alors interne.

L'amputation est jugée nécessaire, mais le malade s'y refuse obstinément. On procède alors au pansement, qui fut exécuté avec de minutieuses précautions. On retranche les lambeaux musculaires et aponévrotiques qui étaient dilacérés et flottants; on applique ensuite un bandage ouaté et amidonné, mais en ayant soin de ménager une fenêtre très-large, au niveau de la solution de continuité. Celle-ci est d'abord recouverte d'un linge fenêtré, par-dessus lequel on met une couche de coton maintenue en place par une large rondelle de carton formant volet. Les choses restèrent en place quatre jours. Le cinquième, on ouvre la fenêtre, qui laisse voir une surface d'un rouge pâle, mais n'ayant pas encore suppuré. On se hâte de réappliquer le même appareil, et l'on procède de la même manière tous les quatre jours. Au bout de sept semaines, la cicatrisation était complète; la plaie avait fort peu suppuré; la consolidation osseuse était déjà effectuée.

Cette solution de continuité a subi, il est vrai, plusieurs fois le contact de l'air, et la simplicité des phénomènes pourrait être invoquée pour démontrer précisément que l'action de l'air sur les plaies n'est pas aussi nuisible que je viens de le dire. Cette objection paraît sérieuse au premier abord; il importe d'y répondre. Et d'abord, la plaie a été mise complétement à l'abri du contact de l'air pendant quatre jours. Ce temps a suffi pour que les parties profondes qui recouvraient les os aient pu se réunir par première intention. En outre, le gonflement, qui n'a pas manqué de survenir, a pu s'opposer aussi à l'accès ultérieur de l'air sur le foyer des fractures. Cet agent a sans doute touché à plusieurs reprises les tissus superficiellement placés, aussi il y a eu de la suppuration. Du reste, réfléchissez au rôle que l'air joue vis-à-vis des plaies. Il agit chimiquement, ceci n'est pas douteux. C'est en favorisant, en rendant possible la décomposition putride, la fermentation, que cette action est nuisible. Or, ce résultat ne saurait se produire dans les mêmes proportions, lorsque l'air ne touche la plaie qu'un seul instant et de loin en loin, ou lorsque cette action peut s'exercer d'une manière incessante. Encore une fois, je ne prétends pas dire que la suppuration soit un phénomène chimique, mais c'est un phénomène chimique qui la précède dans le cas de solution de continuité. De ce qu'il y a dans le corps de l'homme des réactions que la chimie explique par ses lois, il ne s'ensuit pas que nous soutenions que les phénomènes vitaux sont des réactions chimiques. La respiration est un phénomène vital fort complexe, mais dans ce phénomène il y a quelque chose que la chimie peut expliquer. C'est en ce sens que nous dirons que les connaissances chimiques peuvent permettre de découvrir, d'expliquer quelques-unes des modifications qui s'effectuent dans la profondeur de nos organes. Nous ne pensons pas pour cela que le corps de l'homme soit une cornue de laboratoire. Certes, le pus se forme au sein de nos tissus sans que l'air intervienne; par conséquent, la suppuration, je le répète encore, est un phénomène vital. J'en ignore le mécanisme, la nature, la cause; mais tout ceci ne m'empêche pas d'admettre, parce que les faits m'autorisent à le faire, que le contact de l'air sur les plaies provoque la formation du pus, et je ne crois pas trop m'aventurer en disant que c'est en produisant le phénomène de la fermentation.

Quoi qu'il en soit, et sans vouloir assimiler les deux phénomènes, il se passe dans ces cas de pansement rares quelque chose d'analogue à ce qui se passe dans le laboratoire. Lorsqu'un flacon renfermant des pastilles de potasse caustique est tenu hermétiquement fermé, les pastilles se conservent intactes; elles se liquéfient promptement, au contraire, lorsque le flacon reste ouvert. Or, que fait le pharmacien lorsqu'il est obligé de puiser dans son flacon? Il procède avec rapidité, il ferme promptement le flacon; l'humidité de l'air pénètre bien à chaque manipulation, mais il est incontestable que son action dissolvante est singulièrement retardée par les précautions qu'il prend.

En résumé, lorsqu'on peut empêcher d'une manière absolue l'accès de l'air, il faut le faire; si on ne le peut que d'une manière incomplète, il faut le faire encore. On remplira cette indication de différentes manières, tantôt avec le collodion, tantôt avec des pansements rares et par occlusion. L'expérience a, du reste, prononcé sur les avantages que l'on retire en procédant de la sorte : bien des chirurgiens les ont signalés. Vous pourrez lire, par exemple, à la page 15 d'un mémoire publié en 1853 sur les pansements inamovibles, par le professeur Burggraeve, qui a tant fait pour le perfectionnement et la vulgarisation des bandages amidonnés, les lignes suivantes :

« Un des avantages de l'appareil inamovible, tel » que l'emploient les peuples primitifs, c'est de ne

» devoir être ouvert, même quand il y a des plaies, » ces dernières guérissant d'elles-mêmes par mode » plastique. Ce résultat est dû à l'exclusion de l'air. » Une plaie qu'on peut abriter contre cet agent ne » suppure point, même quand elle n'est pas réunie » par première intention. » Ainsi, vous le voyez, le chirurgien peut être autre chose que *naturæ minister et interpres;* il n'a pas, sans doute, la prétention de ressusciter les morts et de faire qu'une plaie sur un cadavre se cicatrise, mais il peut parvenir à diriger dans un sens favorable des phénomènes dont il a su saisir certaines conditions. Je n'ai pas encore épuisé ce sujet, car il importe que vous soyez bien convaincus de l'importance et de l'efficacité de l'art.

Le chirurgien qui est chargé d'un grand service d'hôpital a, dans le traitement des plaies, à lutter contre une multitude de complications : l'infection purulente a été longtemps et est encore aujourd'hui le terrible écueil contre lequel viennent souvent se briser tous ses efforts. Les hommes de l'art ne se sont pas fait faute d'abriter leur responsabilité derrière une espèce de fatalité, et de se retrancher, pour tout expliquer, derrière des influences générales, encombrement, viciation de l'air, etc., etc. Les doctrines vitalistes étaient bien propres à les fortifier dans cette opinion, en les poussant à croire à la génération directe et spontanée du pus dans le sang, sous l'influence de ces conditions nosocomiales ou d'un état général diathésique, qu'ils ont effectivement appelé diathèse purulente. Des recherches nombreuses ont montré que la cause prochaine, saisissable, des accidents, de cette infection purulente, de cette pyohémie, de ce mélange du pus avec le sang, était multiple. L'adultération du sang se fait par l'absorption directe du pus par les veines et les lymphatiques, par l'introduction du pus dans les vaisseaux érodés et blessés, et enfin, et surtout, par la propagation de l'inflammation dans les veines qui se rendent dans la plaie; en d'autres termes, par la phlébite. En introduisant dans la thérapeutique chirurgicale les réformes dont je viens de parler, il est évident que, bien qu'on n'agisse que sur l'état local, on a singulièrement diminué le nombre de ces accidents; mais ce n'est pas tout. Sans vouloir entrer, à propos de l'infection purulente, dans des détails qui me détourneraient de mon sujet, j'appelle maintenant votre attention sur un fait important : je veux parler de l'innocuité relative des plaies par cautérisation. Je n'ai pas à vous démontrer la réalité du fait, dans cet hôpital il n'en est pas besoin. En effet, lorsqu'on se rappelle combien étaient dangereuses les opérations pratiquées autrefois pour la guérison des varices; quand on se rappelle combien elles étaient fréquemment suivies d'infection purulente, et qu'on sait que la cautérisation, lorsqu'elle est convenablement pratiquée, et avec certains caustiques, en met toujours à l'abri, cette innocuité de la cautérisation ne peut plus être mise en doute. Du reste, si l'on veut bien réfléchir aux conditions dans lesquelles on place les tissus par la cautérisation, on ne sera pas surpris qu'il en soit ainsi ; on reconnaîtra, au contraire, qu'il y a une certaine analogie entre ces plaies et des plaies sous-cutanées. Je m'explique. Lorsque vous détruisez des tissus très-vasculaires, un paquet variqueux avec un caustique très-coagulant, — le chlorure de zinc, je suppose, — vous provoquez la formation d'une eschare, c'est-à-dire d'une couche épaisse, solide, et qui protégera pendant un certain temps les tissus vivants placés au-dessous d'elle. Mais cette eschare n'est pas produite, qu'un travail d'élimination s'établit entre le mort et le vif ; en d'autres termes, c'est un travail d'organisation qui s'accomplit dans les tissus vivants, placés pendant quelques jours à l'abri du contact de l'air. Les veines intéressées deviennent le siége d'une inflammation, cela est vrai, d'une phlébite ; mais celle-ci reste adhésive, précisément parce que l'action de l'air ne se fait pas sentir. A la chute de l'eschare, la plaie est bien à découvert, mais elle se trouve dans des conditions spéciales ; les tissus sont transformés à une certaine profondeur, les vaisseaux sont oblitérés jusqu'à une certaine hauteur ; le pus rencontre une barrière infranchissable, il ne peut plus pénétrer dans le torrent circulatoire.

La conséquence est qu'il faut dans les opérations,

toutes les fois qu'on le peut, substituer la cautérisation à l'instrument tranchant.

L'écrasement linéaire, conquête chirurgicale toute moderne, indépendamment des avantages particuliers qu'il présente, offre, sous le rapport de l'innocuité, quelque chose d'analogue à la cautérisation. Les vaisseaux très-fortement serrés, avant d'être coupés, se trouvent fermés, et ainsi se trouvent réalisées quelques-unes des conditions que vous retrouvez dans la cautérisation ; c'est-à-dire que le travail d'organisation se fait dans les extrémités des vaisseaux à l'abri du contact de l'air. Il est, en effet, d'observation que ces plaies suppurent très-peu. Vous pouvez contester la valeur de l'explication, mais vous ne sauriez contester le fait. Voyez quel chemin nous avons parcouru, quelles réformes les chirurgiens ont été amenés à faire dans la thérapeutique : opérations sous-cutanées, transformation des plaies à découvert en plaies mises à l'abri du contact de l'air, cautérisation et écrasement linéaire substitués à l'instrument tranchant, et vous ne vous étonnerez pas que l'infection purulente ait singulièrement diminué de fréquence, quoique en procédant ainsi, on n'agisse que sur l'état local des opérés. L'infection purulente était, je m'en souviens, il y a vingt-cinq ans, d'une fréquence extrême ; dans cet hôpital, elle moissonnait les opérés. Des améliorations ont été sans doute apportées au bien-être des malades, mais, en somme, ces améliorations sont bornées ; c'est à peu près le même nombre de lits dans les mêmes salles, etc., etc. ; aujourd'hui cette redoutable complication a beaucoup perdu de sa fréquence : dans nos salles, du moins, nous passons quelquefois un semestre sans avoir à en déplorer un seul cas.

J'ai encore à vous parler du pansement des plaies. Je serai bref sur ce point.

Très-souvent, en chirurgie, les circonstances vous dicteront votre conduite. On ne peut pas toujours réaliser ce qui conviendrait le mieux. Ainsi, par exemple, vous pratiquez une amputation de cuisse; vous avez, par conséquent, une plaie très-vaste que vous ne pouvez pas traiter d'après les principes que je viens de vous exposer ; il n'est pas possible de mettre la plaie à l'abri du contact de l'air : toutefois j'aurai à m'expliquer sur ce point tout à l'heure. On ne peut songer à faire une occlusion complète, car la sérosité sanguinolente, le sang lui-même, le pus, doivent trouver un écoulement facile. Dans ce cas, ce ne sont plus des pansements rares qu'il faut faire, ce sont des pansements fréquents ; et, chose bizarre, c'est encore le même but que je poursuis. Cette contradiction n'est qu'apparente.

Nous sommes en face d'une large plaie baignée de liquides qui subissent incessamment l'action de l'air, c'est-à-dire qui se décomposent rapidement. Ne pouvant pas empêcher l'accès de l'agent qui produit la décomposition, je m'attache à en détruire le foyer. J'enlève les produits de sécrétion, pour que leur action locale et générale puisse s'exercer le moins possible; de là le précepte de faire des pansements fréquents, minutieux; de déterger les plaies non-seulement avec de l'eau, qui n'agit que mécaniquement, mais encore avec des liquides qui, sans avoir une action nuisible sur les tissus, ont la propriété de retarder, d'empêcher ou de neutraliser la décomposition putride. J'ai employé avec avantage divers liquides; j'ai eu surtout beaucoup à me louer, sous ce rapport, de la glycérine, introduite dans la thérapeutique chirurgicale par MM. Denonvilliers et Demarquay. J'aurai bien certainement l'occasion de revenir sur ces questions, d'en faire l'objet de cliniques; aujourd'hui, je ne puis qu'indiquer la question.

Il n'est pas douteux pour moi que s'il était possible de mettre d'une manière absolue les grandes plaies à l'abri du contact de l'air, on empêcherait la suppuration, ou tout au moins on la rendrait infiniment moins abondante; on éviterait ainsi la plupart des accidents qui l'accompagnent si souvent. Mais ici se présentent des difficultés pratiques qui, peut-être un jour, pourront être écartées. J'ai moi-même essayé de le faire il y a une dizaine d'années. J'avais, dans ce but, imaginé un appareil dont vous trouverez la description dans la thèse inaugurale de M. le docteur

Pupier, ancien interne de cet hôpital (février 1855, thèses de Paris). Cet appareil consiste dans une caisse rectangulaire, percée sur une de ses faces latérales d'une ouverture destinée à laisser passer le moignon du membre amputé, et munie sur la face opposée d'un robinet qui permet de vider la caisse et de renouveler le liquide. La paroi supérieure, constituée par une vitre glissant à coulisse, permet de surveiller à chaque instant la plaie. Un manchon de caoutchouc embrasse le moignon jusqu'à une certaine hauteur, puis revient sur lui-même pour s'adapter par une autre extrémité sur le pourtour de l'ouverture qui laisse passer le membre amputé. Avec cet appareil, on peut tenir complétement recouvert par un liquide le moignon d'un amputé. Le résultat que j'ai obtenu a été des plus remarquables; car depuis le moment où j'ai commencé mes essais jusqu'en 1855, époque à laquelle j'ai dû quitter le service dont j'étais chargé à l'Hôtel-Dieu pour prendre celui de la Charité, j'ai eu l'occasion de pratiquer :

Une amputation tibio-tarsienne;

Quatre amputations de jambe au lieu d'élection;

Une amputation d'avant-bras;

Deux amputations de cuisse.

Tous ces malades ont guéri. Je sais bien que c'est là ce qu'on appelle une série heureuse; mais observez bien, et vous verrez si, dans un grand hôpital et sous notre climat, en procédant suivant le mode ordinaire, de pareilles séries de succès sont fréquentes. On s'habitue trop à croire que le bonheur, en chirurgie, tient à ce que l'on appelle la chance ; il tient à une foule de circonstances. Mais soyez-en convaincus, et vous serez, je crois, disposés à l'admettre à présent, le secret de ce bonheur se trouve en grande partie dans les soins que l'on donne aux blessés, et dans le soin que l'on met à écarter, à neutraliser les effets de la décomposition putride. L'appareil dont je viens de parler n'est pas parfait, il s'en faut beaucoup ; il y a là des difficultés d'application très-grandes bien propres à décourager le praticien. Je vous ai dit les circonstances qui m'ont obligé à suspendre mes recherches ; c'est une question à reprendre, et je suis tellement convaincu de l'importance qu'il y aurait à résoudre ce problème, que, maintenant que les circonstances m'ont replacé dans des conditions plus favorables, je tenterai de nouveaux efforts pour surmonter les difficultés que j'ai rencontrées.

Ce qui précède m'autorise à dire qu'en modifiant les conditions locales d'une solution de continuité, on peut exercer sur le phénomène de la cicatrisation une influence considérable ; que l'on peut, dans certains cas, prévenir la suppuration, dans d'autres la modérer, d'autres fois, enfin, conjurer les accidents terribles qui l'accompagnent si souvent, lorsqu'on laisse la nature livrée à elle-même, ou, pour me servir du langage de l'école, lorsqu'on se repose entièrement sur les efforts de la force médicatrice.

« Il ne faut pas réfléchir longtemps », dit Estor (page 53, *Simplification de la chirurgie*), « pour re-» connaître combien on s'est mépris sur la valeur des » moyens externes. La nature seule opère l'adhésion » dans les plaies comme dans les solutions de conti-» nuité des os. L'art ne peut intervenir que d'une » manière indirecte, en maintenant la partie dans » des conditions favorables; en un mot, il peut aider » la nature, mais non la suppléer ou la remplacer. »

C'est toujours le même raisonnement, toujours la nature personnifiée et placée en face du chirurgien. On ne veut pas comprendre que le chirurgien ne se trouve placé qu'en face de phénomènes. L'observation lui apprend que dans telles conditions le phénomène se produit de telle façon, que dans telle autre il se manifeste de telle autre manière; et quand il sait cela, quand il a par conséquent la connaissance de certaines lois, il sait qu'en se plaçant dans telle condition déterminée, il verra se produire tel phénomène. On ne remplace pas la nature, soit; mais on lui surprend ses secrets pour en faire son profit. On a beaucoup ri, dans le temps, de cette phrase échappée à un chimiste illustre qui répétait certaines expériences devant une tête couronnée : « Sire, ces deux corps vont avoir l'honneur de se combiner devant vous »; il n'a fait cependant qu'emprunter le langage familier aux vitalistes. Non, le chimiste ne lutte pas contre des entités : il observe qu'en plaçant tels corps dans telles conditions, il se fait telle combinaison ; tout comme le physicien ne commande pas, dans le sens que nous attachons à ce mot, à l'électricité : il sait seulement qu'en se plaçant dans telles conditions déterminées, tels phénomènes se manifestent. De même le chirurgien ne commande pas à la nature ; mais l'observation lui a permis de saisir certains faits, lui a appris qu'en se mettant dans certaines conditions, des phénomènes particuliers, des phénomènes vitaux se produisent, et il met à profit le résultat de ses observations. Qu'y a-t-il donc dans cette manière d'envisager les choses qui puisse justifier le dédain des vitalistes ? Est-ce parce que nous dirigeons d'abord notre attention sur les organes, sur l'état local ? Jusqu'à quand sera-t-il nécessaire de répéter que tout doit être étudié, les symptômes locaux et les symptômes généraux ? Est-il donc bien absurde, quand on se trouve en face de problèmes aussi complexes, de procéder du connu à l'inconnu, et de commencer par ce qui est le plus accessible aux sens et à l'intelligence ? Il serait beau sans doute de découvrir d'emblée les lois qui régissent les phénomènes vitaux ; mais le seul moyen d'arriver à la réalisation de ce rêve sublime, c'est précisément d'étudier chaque fait en particulier, de comparer ces faits, de les analyser, de suivre enfin la méthode que je viens de vous exposer. Certes, nous sommes loin, bien loin, d'avoir atteint le but, mais peut-on nier que les progrès accomplis sont dus aux médecins qui ont suivi cette route?

L'ignorance où l'on est encore, touchant un grand nombre de questions relatives aux phénomènes de la vie, est l'argument favori des vitalistes. Montrez donc, nous disent-ils, dans les organes, la cause des maladies spécifiques; essayez de saisir les virus, de nous dire en quoi ils consistent, quelle est leur nature, etc. En vérité, qu'est-ce que cela prouve? Est-ce que par hasard ils le sauraient mieux que les autres? Non; mais, pendant que les uns se lancent dans les nuages, et dissertent à perte de vue sur des abstractions, des entités, les organiciens, plus sages, n'essayent pas de deviner l'essence des maladies spécifiques et virulentes. Mais au moyen d'une observation patiente, d'une expérimentation prudente et réfléchie, ils sont déjà arrivés à quelques résultats. Ils ont, par exemple, remarqué que le virus dit syphilitique ne se comportait pas toujours de la même manière; ils ont été conduits à distinguer le virus blennorrhagique, qui n'infecte jamais, du virus syphilitique, et les trois quarts des vénériens ont été affranchis du traitement mercuriel. Plus tard, on a été conduit à distinguer les chancres en chancres infectants et chancres qui sont toujours suivis d'accidents constitutionnels. Mais, dira-t-on, les vitalistes savent tout cela! Ils le savent, d'accord; mais qui le leur a appris?

Ou plutôt non, ils ne le savent pas, ils ne veulent pas le savoir; chaque découverte est une brèche faite au vieil édifice, et ils partent de ce principe, ils l'ont assez proclamé, que leur doctrine est immortelle.

Les développements dans lesquels je suis entré suffisent, si je ne m'abuse, pour bien vous faire comprendre toute ma pensée. J'ai voulu surtout vous exposer une méthode qui pût vous guider sûrement dans vos études au lit du malade. Si vous examinez le mouvement médical actuel, vous verrez que la majorité des médecins n'en suit, en définitive, pas d'autres. Partout, en effet, on a repris en sous-œuvre les bases de la science. A l'aide des moyens précieux d'investigation que l'on possède aujourd'hui, on est déjà arrivé à réaliser de véritables et grandes découvertes. Plus tard, il n'en faut pas douter, le programme de l'illustre Ampère sera rempli pour ce qui concerne la science médicale. Il est difficile de prévoir la somme d'efforts qu'il faut encore pour atteindre ce résultat, mais le seul moyen d'y parvenir, c'est de suivre la voie qu'il a tracée. Or, pour découvrir les lois des faits biologiques, il faut, je le répète, une dernière fois : 1° que l'observation les ait fait connaître sous toutes leurs faces; 2° que l'analyse des phénomènes soit complète. Est-il besoin de faire remarquer que ceci n'implique pas seulement le témoignage des sens; il y a quelque chose qui est bien au-dessus, car l'analyse des phénomènes n'est autre chose que l'appréciation impartiale et juste de tous les caractères, tant anatomiques que chimiques, étiologiques, thérapeutiques, cliniques, en un mot, d'une affection morbide. Voilà pourquoi je suis et resterai organicien. Non pas que l'organicisme, encore une fois, constitue une doctrine à l'abri de toute objection. Bien plus, je crois que l'heure de coordonner tous les faits biologiques en un corps de doctrine n'est pas encore venue, et il serait plus exact de dire que l'organicisme est plutôt une méthode qu'une doctrine.

L'observation des faits pathologiques n'a d'autre but évidemment que la découverte des lois générales; elle marche au hasard, si elle n'est pas guidée par une grande pensée, par une théorie : l'organicisme est ce flambeau qui peut éclairer la route. Du reste, je dois surtout, et avant tout, songer à la pratique. J'ai ici des malades à soulager et à guérir, c'est le but que je ne dois pas perdre un seul instant de vue. Or, le meilleur moyen de l'atteindre, le meilleur moyen de faire tourner à leur profit les acquisitions de la science, c'est de ne pas sortir de la voie que je viens de vous tracer.

FIN.

Paris. — Imprimerie de E. MARTINET, rue Mignon, 2.

Ouvrages nouvellement parus chez le même éditeur.

CAVASSE, ancien interne des hôpitaux de Paris, etc. **L'année médicale,** Annuaire général des sciences médicales, 1er semestre de l'année 1862. 1 vol. in-8 de 500 pages. 6 fr.

CHEVALIER, auteur de l'*Hygiène de la vue*, etc. **L'étudiant micrographe.** Traité pratique du microscope, de la dissection, préparation et conservation des objets. 1 vol. in-12 de 360 pages et 100 dessins gravés sur bois, accompagné d'un atlas de 310 infusoires. 5 fr.

DOLBEAU, professeur agrégé à la Faculté de médecine de Paris, chirurgien des hôpitaux, etc. **Traité pratique de la pierre dans la vessie.** 1 vol. in-8 de 424 pages, avec 14 figures dans le texte. 7 fr.

FOLLIN, professeur agrégé, chargé du cours de clinique des maladies des yeux à la Faculté de médecine de Paris, chirurgien de l'hôpital du Midi, etc. **Leçons sur les principales méthodes d'exploration de l'œil malade, et en particulier sur l'application de l'ophthalmoscope au diagnostic des maladies des yeux,** rédigées et publiées par M. Louis THOMAS, interne des hôpitaux ; revues et approuvées par le professeur. 1 vol. in-8 de 300 pages, avec 70 figures dans le texte, et 2 planches en chromolithographie. 7 fr.

GOSSELIN, professeur à la Faculté de médecine, etc. **Leçons sur les hernies abdominales, faites à la Faculté de médecine de Paris,** recueillies et publiées par L. LABBÉ, agrégé à la Faculté de médecine, chirurgien des hôpitaux, revues par le Professeur. 1 vol. in-8 de 500 pages, avec 12 figures dans le texte. 7 fr.

GUÉRIN (Alphonse), chirurgien de l'hôpital de Lourcine, etc. **Maladies des organes génitaux externes de la femme,** leçons professées à l'hôpital de Lourcine. 1 volume in-8 de 520 pages. 7 fr.

HARDY, professeur agrégé, chargé du cours de clinique des maladies de la peau à la Faculté de médecine de Paris, médecin de l'hôpital Saint-Louis, etc. **Leçons sur la scrofule et les scrofulides et sur la syphilis et les syphilides.** 1 vol. in-8 de 222 pages. 4 fr.

JACCOUD, professeur agrégé à la Faculté de médecine de Paris, médecin des hôpitaux, etc. **De l'organisation des Facultés de médecine en Allemagne,** rapport présenté à Son Excellence le ministre de l'instruction publique. 1 vol. in-8 de 175 pages. 3 fr. 50.

LABORDE, docteur en médecine, ancien interne des hôpitaux, lauréat de la Faculté de médecine de Paris, etc. **De la paralysie (dite essentielle) de l'enfance, des déformations qui en sont la suite et des moyens d'y remédier.** 1 vol. in-8 avec planches. 5 fr.

MOURA, docteur en médecine. **Traité pratique de laryngoscopie et de rhinoscopie,** suivi d'observations. *Ouvrage orné de planches explicatives.* 1 vol. in-8 de 198 pages. 4 fr.

NONAT, médecin de la Charité, agrégé libre de la Faculté de Paris, etc. **Traité théorique et pratique de la chlorose,** avec une étude spéciale sur la chlorose des enfants. 1 vol. in-8 de 212 pages. 3 fr. 50

PIORRY, professeur de clinique médicale à la Faculté de médecine de Paris, médecin de l'hôpital de la Charité, etc. **La médecine du bon sens : De l'emploi des petits moyens en médecine et en thérapeutique.** 1 vol. in-12 de 540 pages. 6 fr.

STOKES, professeur royal à l'Université de Dublin, etc. **Traité pratique des maladies du cœur et de l'aorte,** ouvrage traduit avec l'autorisation de l'auteur, par le docteur SÉNAC, ancien interne des hôpitaux de Paris. 1 fort vol. in-8 de 746 pages. 10 fr.

WECKER, docteur en médecine des Facultés de Würzbourg et de Paris, professeur de clinique ophthalmologique, etc. **Traité théorique et pratique des maladies des yeux,** tome Ier un fort volume in-8 de 850 pages, avec 6 planches gravées et 61 figures intercalées dans le texte. 12 fr.

Paris. — Imprimerie de E. MARTINET, rue Mignon, 2.

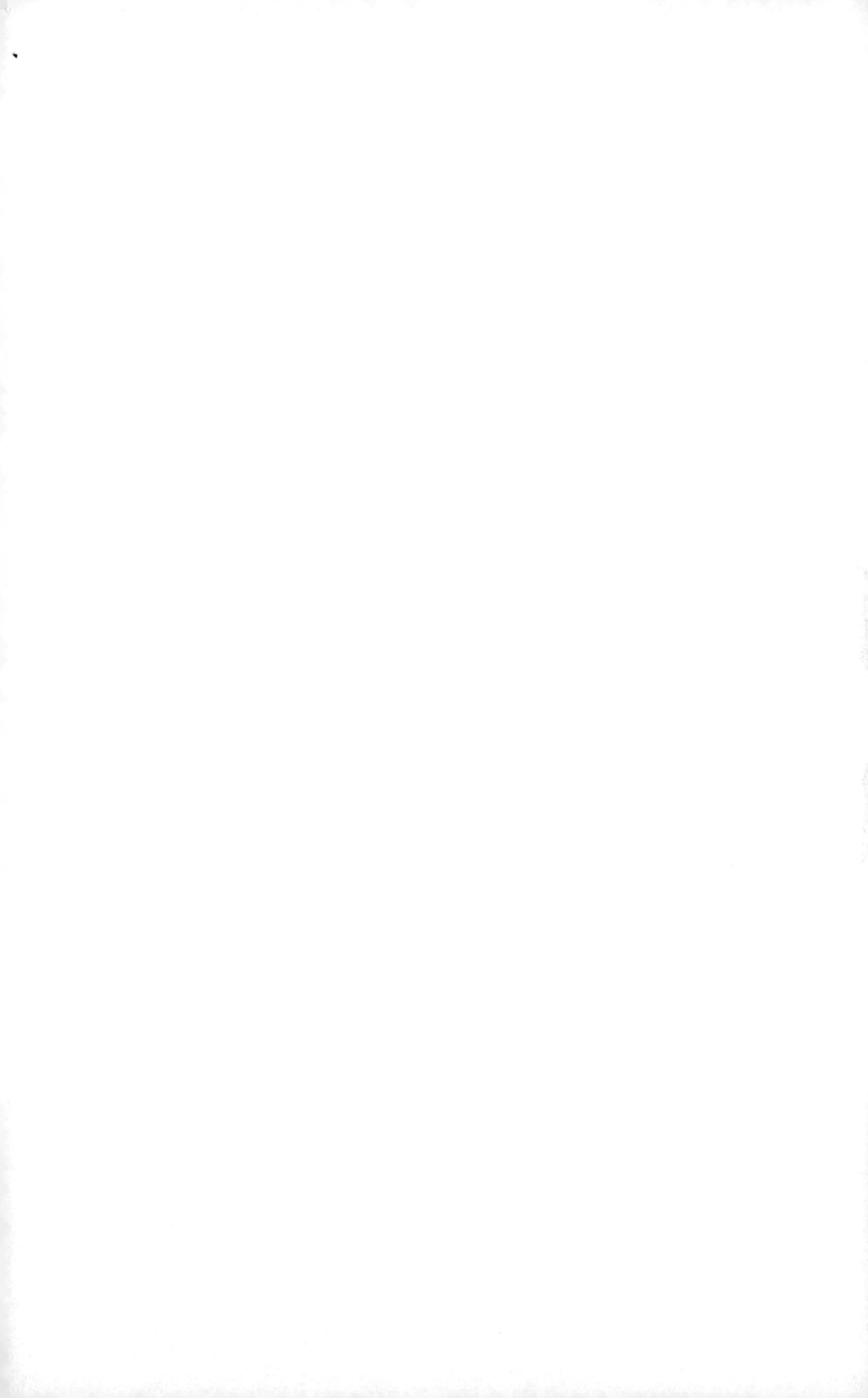

www.ingramcontent.com/pod-product-compliance
Ingram Content Group UK Ltd.
Pitfield, Milton Keynes, MK11 3LW, UK
UKHW020925180726
13838UKWH00002B/767

9 782329 124858